ED DEBOO

Nur 10 Minuten

KRAFTTRAINING FÜR SENIOREN

Bibliografische Information der Deutschen Nationalbibliothek
Die Deutsche Nationalbibliothek verzeichnet diese Publikation in der Deutschen Nationalbibliografie. Detaillierte bibliografische Daten sind im Internet über https://dnb.de abrufbar.

Für Fragen und Anregungen
info@m-vg.de

Wichtiger Hinweis
Dieses Buch ist für Lernzwecke gedacht. Es stellt keinen Ersatz für eine individuelle medizinische Beratung dar und sollte auch nicht als solcher benutzt werden. Wenn Sie medizinischen Rat einholen wollen, konsultieren Sie bitte einen qualifizierten Arzt. Der Verlag und der Autor haften für keine nachteiligen Auswirkungen, die in einem direkten oder indirekten Zusammenhang mit den Informationen stehen, die in diesem Buch enthalten sind.

Ausschließlich zum Zweck der besseren Lesbarkeit wurde auf eine genderspezifische Schreibweise sowie eine Mehrfachbezeichnung verzichtet. Alle personenbezogenen Bezeichnungen sind somit geschlechtsneutral zu verstehen.

4. Auflage 2026

Türkenstraße 89
80799 München
Tel.: 089 651285-0

Dieses Werk wurde vermittelt durch die Literarische Agentur Thomas Schlück GmbH, 30161 Hannover.

Übersetzung: Jan Großöhmigen
Redaktion: Ulrike Reinen
Umschlaggestaltung: Karina Braun
Umschlagabbildung: Drew Bardana
Illustrationen im Innenteil: Drew Bardana
Layout: Müjde Puzziferri, MP Medien, München
Satz: Kerstin Stein
Druck: Florjancic Tisk d.o.o., Slowenien
Printed in the EU

ISBN 978-3-7423-2280-7

ED DEBOO

Nur 10 Minuten

KRAFTTRAINING FÜR SENIOREN

Bauen Sie effektiv Muskeln auf,
um im Alltag fit und mobil zu bleiben

riva

Ich möchte meiner fantastischen Frau Elizabeth danken,
deren unerschütterliche Liebe und Unterstützung
mich täglich inspirieren.

INHALT

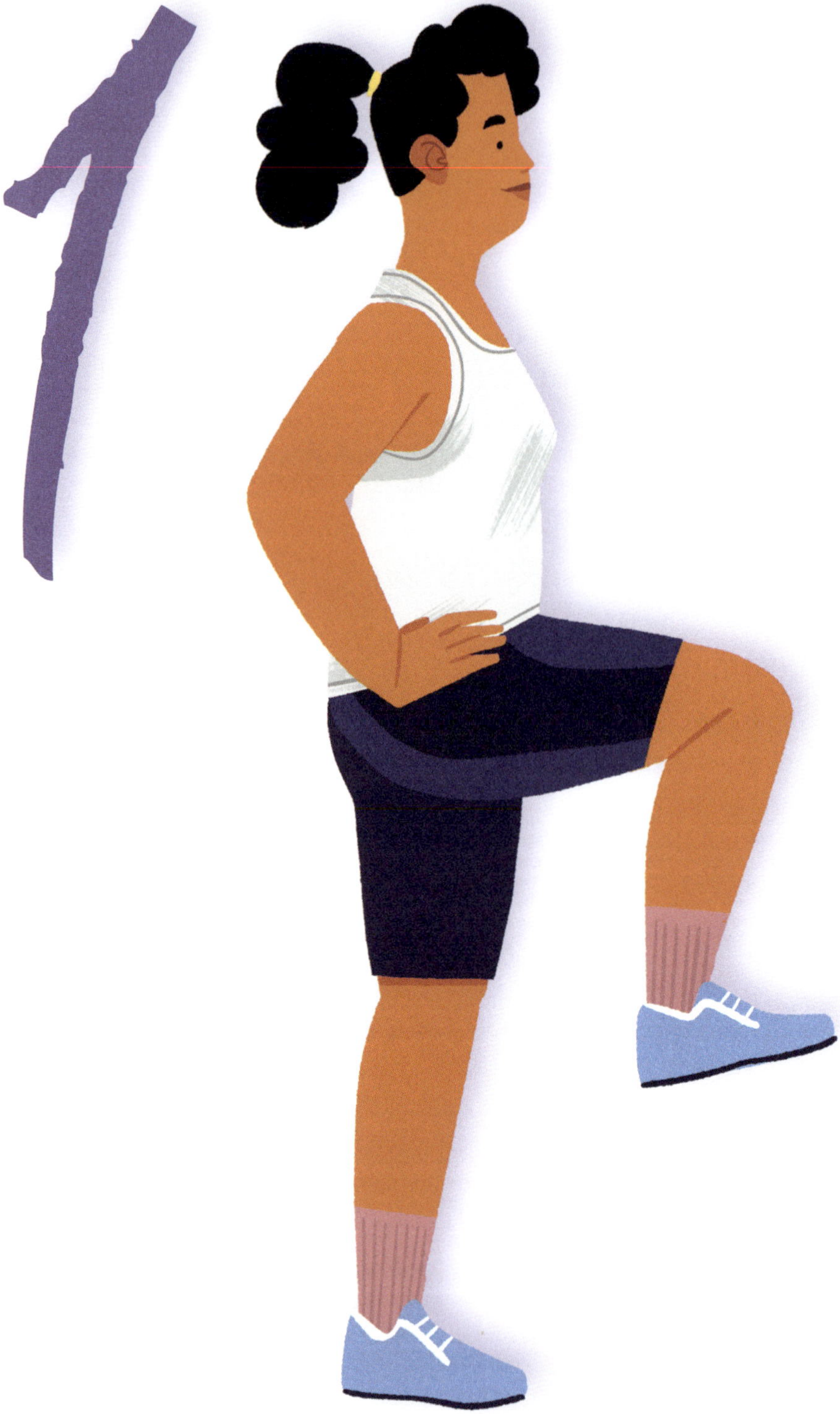
1

Stark werden und stark bleiben

Als Physiotherapeut mit über 29 Jahren klinischer Erfahrung bin ich fest davon überzeugt, dass Krafttraining der wichtigste Faktor zur Verbesserung der Lebensqualität älterer Erwachsener ist. Mit zunehmendem Alter nehmen Muskelkraft und Knochendichte ab, was das Risiko für Stürze erhöhen und zu einem Verlust der Selbstständigkeit führen kann. Allerdings reichen nur zehn Minuten Krafttraining pro Tag aus, um Ihre Muskelmasse zu erhalten und aufzubauen, Ihre Knochendichte zu verbessern und das Risiko für chronische Erkrankungen zu verringern. Unabhängig von Ihrer körperlichen Verfassung können Sie Ihre Kraft steigern. Es ist erstaunlich zu beobachten, wie meine Klienten stärker und beweglicher werden und mehr Vertrauen in ihre Fähigkeiten entwickeln. Das ermöglicht ihnen, ihre Selbstständigkeit zu bewahren und das Leben in vollen Zügen zu genießen. Wie wäre es denn mal wieder mit einer Partie Tennis?

Ich werde Ihnen die zahlreichen Vorteile des Krafttrainings erläutern und wertvolle Tipps geben, wie Sie sicher mit einem Kräftigungsprogramm beginnen können. Dazu gehören das richtige Aufwärmen und Abwärmen sowie Hinweise zur Verletzungsprävention. Darüber hinaus werde ich Sie durch 40 verschiedene Kräftigungsübungen für Ihren gesamten Körper führen, mit klaren Anleitungen, wie Sie jede Übung herausfordernder oder einfacher gestalten können, um sie an Ihr Fitnessniveau anzupassen. Durch eine Kombination dieser Übungen habe ich 25 Programme erstellt, um Ihr Training abwechslungsreich zu gestalten! Lassen Sie sich von diesem Buch zu einer besseren Gesundheit und zu einem aktiveren, erfüllteren Leben verhelfen.

WAS IST KRAFTTRAINING?

Krafttraining umfasst eine Vielzahl von Übungen, bei denen Widerstand eingesetzt wird, um gezielt verschiedene Muskelgruppen zu stärken sowie die Kraft- und Muskelausdauer zu steigern. Für Senioren bietet es zahlreiche Vorteile: mehr Selbstständigkeit, ein besseres Gleichgewicht, erhöhte Beweglichkeit, eine gesteigerte Knochendichte und ein geringeres Risiko für chronische Erkrankungen. Trotz dieser Vorteile schrecken viele Senioren aufgrund weitverbreiteter Mythen vor dieser lebensbereichernden Praxis zurück. Schauen wir uns genauer an, warum sie unbegründet sind.

Mythos 1: Ältere Erwachsene können ihre Kraft nicht steigern.

Das ist falsch! Zahlreiche Studien, darunter eine von Dr. Kieran Reid und Kollegen, haben gezeigt, dass regelmäßiges Krafttraining die Beweglichkeit, Kraft und das Gleichgewicht deutlich verbessern kann. In ihrer Untersuchung verglichen sie Krafttrainingsprogramme mit leichten und schweren Belastungen und stellten fest, dass beide zu erheblichen Steigerungen in Kraft und Leistungsfähigkeit führten. Senioren können ihre Kraft steigern, Muskelmasse aufbauen und die Funktionsfähigkeit verbessern – und das unabhängig vom Alter und aktuellem Gesundheitszustand, selbst mit geringeren Widerständen.

Mythos 2: Krafttraining ist für Senioren gefährlich und kann Verletzungen verursachen.

Ganz im Gegenteil: Krafttraining kann die Gelenke schützen, Entzündungen reduzieren und Verletzungen vorbeugen. Durch die Steigerung der Muskelkraft und -stabilität werden der Stress und die Belastung auf die Gelenke reduziert. Darüber hinaus stimuliert Krafttraining die Freisetzung von Zytokinen, den natürlichen entzündungshemmenden Wirkstoffen unseres Körpers, was die Entzündungswerte senkt und zur Verletzungsprävention beiträgt. Mit richtiger Anleitung und angemessener Intensität sind Krafttrainingsübungen sehr sicher und effektiv.

Mythos 3: Senioren sollten nur leichte Gewichte stemmen.

Sie dürfen auch schwerere Gewichte stemmen, wenn Sie Ihre Grenzen kennen. Krafttraining erfordert einen langsamen und stufenweisen Ansatz. Beginnen Sie mit leichteren Gewichten und erhöhen Sie den Widerstand schrittweise, wenn Sie sich wohlfühlen und sich Ihrer Fähigkeiten sicher sind. Konzentrieren Sie sich auf die Übungsausführung und hören Sie auf die Signale Ihres Körpers, zum Beispiel Muskelbeschwerden und -ermüdung.

Mythos 4: Senioren müssen zum Krafttraining ins Fitnessstudio gehen oder spezielle Geräte nutzen.

Haushaltsgegenstände wie Suppendosen, Wäschekörbe und Wasserflaschen können effektiv zum Kraftaufbau eingesetzt werden. Körpergewichtsübungen wie Kniebeugen, Ausfallschritte und Liegestütze lassen sich je nach Kraftniveau leicht anpassen.

Indem Sie angenehme und abwechslungsreiche Übungen wählen, sich erreichbare Ziele setzen und Ihre Fortschritte verfolgen, kann Krafttraining sowohl lohnend sein als auch Spaß machen!

DIE VORTEILE VON KRAFTTRAINING

Krafttraining ist ein wirkungsvolles Werkzeug zur Transformation Ihres Körpers und Geistes. Es fördert den Muskelaufbau, stärkt die Knochen, verbessert das Gleichgewicht und die Flexibilität, regt den Stoffwechsel an, unterstützt beim Gewichtsmanagement und verringert das Risiko für chronische Erkrankungen. Mit zunehmender Kraft werden Aktivitäten des täglichen Lebens deutlich leichter, zum Beispiel Einkaufstaschen tragen, sich auf den Boden setzen und wieder aufstehen, Gartenarbeit und Treppensteigen.

Muskelkraft und Muskelausdauer

Unter Muskelkraft versteht man die maximale Kraft, die ein Muskel erzeugen kann, während sich Muskelausdauer auf die Fähigkeit der Muskeln bezieht, wiederholte Kontraktionen über einen längeren Zeitraum aufrechtzuerhalten. Aktivitäten wie Gartenarbeit, die sowohl Muskelkraft als auch Muskelausdauer erfordern, werden mit zunehmender Kraft müheloser und bereiten mehr Freude.

Knochendichte

Krafttraining »belastet« die Knochen positiv, was den Körper dazu anregt, die Knochendichte zu erhöhen. Mit zunehmendem Alter nimmt die Knochendichte ab, was das Risiko von Knochenbrüchen erhöht. Stärkere Knochen verbessern die Lebensqualität, indem sie das Risiko von Brüchen verringern und Aktivitäten mit Stoßbelastung, wie Sport und Wandern, sicherer machen.

Bewegung und Beweglichkeit

Krafttraining erhöht die Muskelmasse, die Knochendichte und die Gelenkstabilität. Das führt zu einer Verbesserung von Koordination, Gleichgewicht und Flexibilität, was das Risiko von Stürzen und Verletzungen verringert. Zudem kann Krafttraining die Körperhaltung stabilisieren, indem es die Muskeln stärkt, welche die Wirbelsäule, die Schultern und den Nacken stützen.

Stoffwechselgesundheit

Zu den Maßstäben für die Stoffwechselgesundheit gehören ein gesunder Cholesterinspiegel und ein normaler Blutdruck. Krafttraining verbessert die Stoffwechselgesundheit, indem es Entzündungen reduziert, das Risiko von Herz-Kreislauf-Erkrankungen verringert und den Fettabbau fördert. Sie werden besser schlafen und mehr Energie haben.

Immunsystem

Krafttraining steigert nachweislich die Produktion von Immunzellen. Ein stärkeres Immunsystem bedeutet, dass Sie wahrscheinlich seltener erkranken und die Genesungszeit kürzer ausfällt, wenn Sie doch erkranken. Zusätzlich verbessern sich durch Krafttraining die Stimmung und das Energielevel, was sich positiv auf das Immunsystem auswirkt.

Gelenkgesundheit

Durch Kräftigung der Muskeln, welche die Gelenke stützen, lassen sich Gelenkschmerzen verringern und die Beweglichkeit steigern. Mit zunehmender Muskelkraft nimmt zudem die Gelenkbelastung ab. Das kann zur Vorbeugung und Behandlung von Erkrankungen wie Arthrose beitragen sowie die allgemeine Körperfunktion und Lebensqualität verbessern.

Gleichgewicht und Sturzprävention

Krafttraining trägt dazu bei, das Gleichgewicht zu verbessern und das Sturzrisiko zu verringern, denn es unterstützt die Kraft und Stabilität im Unterkörper und steigert die Koordinationsfähigkeit, Reaktionszeit und Propriozeption (das innere Gefühl Ihres Körpers für Position, Bewegung und Gleichgewicht). Durch die optimierte Propriozeption können Sie Ihr Gleichgewicht wiedererlangen und auf unebenem oder rutschigem Untergrund sicherer gehen.

Beschwerden und Schmerzen

Stellen Sie sich vor, Sie wachen morgens mit weniger Schmerzen und Steifheit auf und sind bereit, den Tag zu meistern. Kräftigungsübungen setzen Endorphine frei, die natürlichen Schmerzmittel Ihres Körpers, die helfen können, Gelenkschmerzen, Steifheit und Beschwerden zu lindern. Wenn die Muskulatur um die Gelenke herum gekräftigt wird, verringert das den Druck und die Belastung der Gelenke.

Geistige Gesundheit

Zusätzlich zur schmerzlindernden Wirkung steigern Endorphine das Wohlbefinden und heben die Stimmung. Durch körperliche Aktivität wird außerdem Serotonin freigesetzt, ein Neurotransmitter, der dazu beiträgt, die Stimmung und den Schlaf zu regulieren. Das macht Krafttraining zu einer großartigen Methode, um das Selbstwertgefühl zu stärken, Symptome von Depressionen zu lindern und die geistige Fitness zu verbessern.

Länger und stärker leben

Krafttraining bietet viele Vorteile, die Ihr Leben verbessern und Langlebigkeit fördern können. Es steigert Muskelausdauer, Knochendichte, Beweglichkeit und Gleichgewicht, unterstützt die geistige Gesundheit, fördert gleichzeitig das Immunsystem und lindert Schmerzen und Beschwerden. So haben Sie selbst die Kraft, Ihre Selbstständigkeit zu bewahren und einen aktiveren, erfüllteren Lebensweg zu genießen.

SICHER LOSLEGEN

Es ist nie zu spät, damit anzufangen, selbst wenn Krafttraining für Sie etwas Neues ist. Wenn Sie nach einer Trainingspause wieder einsteigen, ist es wichtig, schrittweise vorzugehen. Beginnen Sie mit leichten Gewichten und konzentrieren Sie sich auf die korrekte Übungsausführung, um das Verletzungsrisiko zu verringern und bessere Ergebnisse zu erzielen. Wenn Sie in den ersten zwei bis vier Wochen auf Kontinuität statt Intensität setzen, können Sie ein solides Kraftniveau aufbauen und Ihrem Körper die Möglichkeit geben, sich an die neue »Belastung« zu gewöhnen.

Muskelkater tritt typischerweise 24 bis 48 Stunden nach dem Training auf und ist eine normale Reaktion auf körperliche Anstrengung. Er äußert sich durch Schmerzen, Steifheit und Druckempfindlichkeit. Muskelkater ist zwar unangenehm, doch er zeigt, dass sich Ihre Muskeln an die Belastung anpassen und stärker werden. Es ist jedoch wichtig, zwischen Muskelkater und Muskelschmerzen zu unterscheiden, die auf eine Verletzung hinweisen könnten. Ein normaler Muskelkater sollte sich innerhalb weniger Tage bessern, wohingegen anhaltende Schmerzen bedeuten könnten, dass Sie vor dem nächsten Training Ruhe und Erholung benötigen.

Jede Übung lässt sich sowohl einfacher als auch anspruchsvoller gestalten, damit sie von Menschen aller Fitnessniveaus und Fähigkeiten ausgeführt werden kann. So sind Sie in der Lage, entsprechend Ihrer individuellen Bedürfnisse und Ziele weitere Fortschritte zu machen.

LASSEN SIE SICH ÄRZTLICH BERATEN

Als Physiotherapeut verfüge ich über jahrzehntelange Erfahrung in der Empfehlung von Übungen zur Kräftigung des Körpers und lege stets Wert auf Sicherheit, um das Verletzungsrisiko zu verringern. Die Informationen und Übungen in diesem Buch sollten jedoch nicht als Ersatz für ärztlichen Rat verwendet werden.
Es ist wichtig, dass Sie Ihren Arzt konsultieren, bevor Sie mit einem Trainingsprogramm beginnen, insbesondere wenn Sie unter gesundheitlichen Problemen leiden. Achten Sie auch nach Erhalt der Freigabe auf Warnsignale, die einen sofortigen Trainingsabbruch erfordern – wie Gelenkschmerzen oder Gelenkschwellungen, Herzrasen, Schwindel oder Brustschmerzen –, und lassen Sie sich ärztlich untersuchen.

SO BENUTZEN SIE DIESES BUCH

Sind Sie bereit, sich besser zu fühlen, stärker zu werden und Spaß zu haben? Dann lassen Sie uns eintauchen und loslegen! Mit 40 umfassenden Übungen, die jeden Teil Ihres Körpers ansprechen, und 25 dynamischen Programmen sind Sie bestens auf jedes Abenteuer und jede Aktivität vorbereitet, die Sie sich vorstellen. Denken Sie daran, dass der Schlüssel zum Erfolg darin liegt, sich diese Übungen und Programme zu eigen zu machen, sie in Ihren Alltag zu integrieren und Gewohnheiten zu entwickeln, die Ihre Fitnessziele unterstützen. Beständigkeit ist der Schlüssel zum Erfolg!

DEHNEN, AUFWÄRMEN UND ABWÄRMEN

Beim Sport ist es wichtig, sich vorher kurz aufzuwärmen und sich anschließend mit leichter Aktivität abzuwärmen. Während beim Dehnen die Muskeln verlängert werden, geht es beim Kräftigen darum, den Muskel durch Widerstand unter Spannung zu setzen, um Kraft aufzubauen. Das Aufwärmen vor dem Krafttraining trägt dazu bei, die Temperatur und Flexibilität der Muskeln zu erhöhen, die Leistung zu optimieren und das Verletzungsrisiko zu verringern. Das anschließende Abwärmen fördert die Regeneration und erhöht insgesamt die Effektivität des Krafttrainings.

Wärmen Sie sich vor dem Training fünf Minuten lang auf, zum Beispiel durch Marschieren auf der Stelle oder Treppensteigen, um die Durchblutung zu fördern und Ihren Körper auf die Belastung vorzubereiten. Nach dem Training wärmen Sie sich fünf Minuten lang ab, zum Beispiel durch langsames Gehen oder leichte Dehnübungen, um Ihren Körper allmählich in den Ruhezustand zurückzuführen. Das kann dazu beitragen, Muskelkater zu reduzieren und das Verletzungsrisiko zu verringern. Weitere Beispiele für Übungen zum Aufwärmen und Abwärmen finden Sie in Kapitel 2.

Übungen

Das Buch veranschaulicht 40 verschiedene Kräftigungsübungen, die auf unterschiedliche Oberkörpermuskeln, wie Brust, Schultern, Arme und Rücken, sowie auf die Unterkörpermuskeln rund um Hüfte, Knie und Knöchel abzielen. Die Übungen können Sie in beliebiger Reihenfolge auswählen, um Ihr Training individuell an Ihre Fitnessziele und Bedürfnisse anzupassen. Jede Übung ist mit hilfreichen Hinweisen versehen, um eine sichere Ausführung zu gewährleisten und den Nutzen jeder Bewegung zu maximieren. Darüber hinaus ermöglichen Übungsvarianten, die Intensität an unterschiedliche Fitnessniveaus anzupassen, indem sie Optionen aufzeigen, wie jede Übung einfacher oder herausfordernder gestaltet werden kann.

Die Übungen in diesem Buch sind auch für Menschen mit Osteoporose sicher, da sie besonderen Wert auf die Aufrechterhaltung einer neutralen Wirbelsäulenposition legen, was das Risiko von Kompressionsfrakturen verringert. Durch die Vermeidung einer übermäßigen Flexion (Vorwärtsbeugung) oder Rotation der Wirbelsäule minimieren diese Übungen deren Belastung und fördern sichere Bewegungen, die vor möglichen Verletzungen schützen.

Programme

Auf Grundlage der 40 Übungen zur Kräftigung des Ober- und Unterkörpers habe ich 25 einzigartige, zehnminütige Trainingsprogramme zusammengestellt, die jeweils spezifische Nutzen bieten. Jedes Programm besteht aus vier Übungen und beinhaltet wichtige Ruhepausen, um den Kraftzuwachs zu optimieren.

Von funktionellen Aufgaben wie Gartenarbeit und Wandern über Übungen für bestimmte Körperteile wie Hüfte und Schultern bis hin zum Fokus auf Sturzprävention, Knochendichte und Herzfitness gibt es für alle ein passendes Programm. Mit Übungskombinationen wie Gesunder Körper (Seite 100), Balance-Booster (Seite 106), Geschmeidige Gelenke (Seite 140) und Knieschmerz-K.o. (Seite 148) dürfen Sie sich jeden Tag an einem anderen Training erfreuen. Sobald Sie mit den Übungen vertraut sind, können Sie Ihr Programm personalisieren, indem Sie Ihre vier Lieblingsübungen auswählen.

Machen Sie Krafttraining zu einem Lebensstil

Beim Versuch, ein Trainingsprogramm als festen Bestandteil Ihres Lebensstils zu etablieren, kann es leicht passieren, dass Sie mit großer Motivation und Begeisterung loslegen, nur um wieder nachzulassen. Doch für einen gesunden Lebensstil ist es nie zu spät. Die tägliche Reflexion über Ihre Fortschritte verleiht Ihnen die nötige Motivation und Entschlossenheit, kontinuierlich zu trainieren.

Klein anzufangen und sich auf kurzfristige Fitnessziele zu konzentrieren kann Ihnen ebenfalls helfen, motiviert zu bleiben und Selbstvertrauen aufzubauen. Auch wenn die Programme nur zehn Minuten dauern, werden Sie schon bald erhebliche Fortschritte bemerken.

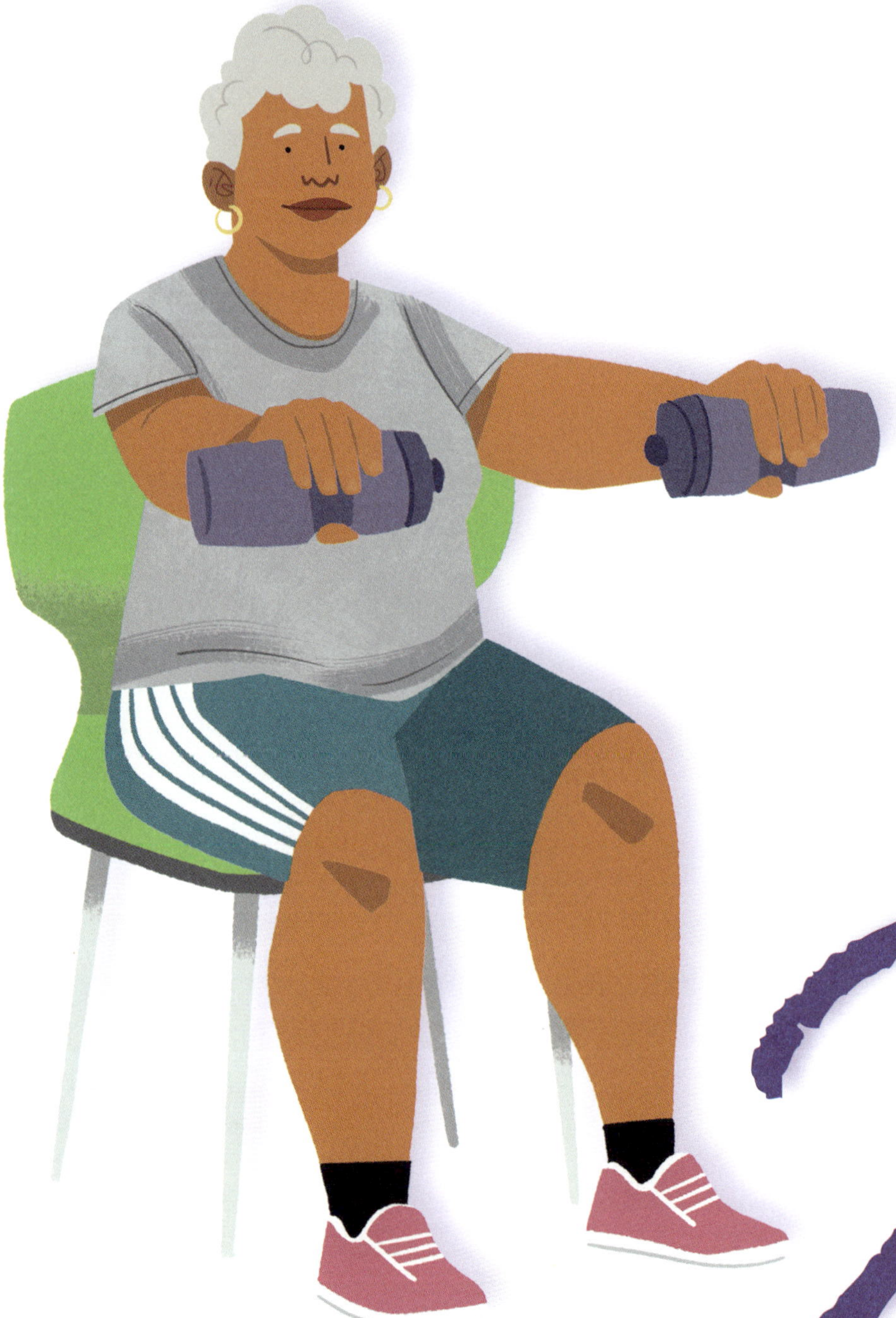

2

Die Übungen

Krafttraining

FREUEN SIE SICH AUF MEHR LEBENSENERGIE DURCH BEWEGUNG! Ich werde Ihnen helfen, stark, aktiv und gesund zu bleiben – mit nur zehn Minuten Training pro Tag!

Diese Kräftigungsübungen sind so konzipiert, dass sie sicher und dennoch herausfordernd sind, für alle Fitnessniveaus zugänglich und dass sie vor allem Spaß machen. Die Übungen für den Oberkörper konzentrieren sich auf die Brust-, Schulter-, Arm- und Rückenmuskeln und machen Sie stärker. Die Unterkörperübungen zielen hingegen auf die Muskeln rund um Hüfte, Knie und Knöchel ab, verbessern Ihr Gleichgewicht und Ihre Stabilität und bereiten Ihren Körper auf alles vor. Beachten Sie: Eine neutrale Wirbelsäulenhaltung einzunehmen bedeutet, dass Sie Ihren Rücken in seiner natürlichen Ausrichtung gerade halten, ohne sich zu beugen oder zu krümmen, um ihn zu schützen und Überlastungen oder Verletzungen vorzubeugen. Den Rumpf anzuspannen bedeutet, dass Sie Ihren Bauchnabel sanft in Richtung Wirbelsäule einziehen und dabei Ihren Rücken gerade halten.

Jede Übung beinhaltet anschauliche Abbildungen der richtigen Ausführung und Technik, die Namen der beanspruchten Muskeln, Hinweise für Ihre Sicherheit sowie Abwandlungen, um jede Übung entweder schwieriger oder einfacher zu machen.

Aktiv und stark zu bleiben ist der Schlüssel zu einem besseren Leben, unabhängig vom Alter. Ob Fitness-Neuling oder erfahrener Profi, in diesem Buch werden Sie sicher etwas finden, das Ihnen gefällt. Also fangen Sie an und machen jeden Tag zu einem glücklichen und gesunden Tag!

Kniebeugen

Trainierte Muskelgruppen: Waden, Gesäß, Beinbizeps, Quadrizeps

Ah, die Kniebeuge – einer meiner Lieblinge! Jedes Mal, wenn Sie von einem Stuhl aufstehen, machen Sie eine Kniebeuge. Kniebeugen sind eine ausgezeichnete Übung, um die Hauptmuskeln im Unterkörper zu kräftigen. Zu den Zielen von Kniebeugen gehören ein verbessertes Gleichgewicht und eine erhöhte Knochendichte. Außerdem erleichtern stärkere Beine das Gehen, Treppensteigen und sogar Springen.

1. Schulterbreit stehen, die Zehen zeigen leicht nach außen. Den Rücken gerade halten und den Rumpf anspannen. Die Hände vor dem Körper verschränken.
2. Knie beugen und die Hüfte nach hinten schieben, als würden Sie sich auf einen Stuhl setzen, Gewicht auf den Fersen halten. Den Körper absenken, bis sich die Oberschenkel parallel zum Boden befinden. Die Position für einen Moment halten, dann die Hüfte nach vorn schieben und aufstehen. Beim Senken einatmen und beim Aufstehen ausatmen.

Für einen Satz 8 bis 12 Wiederholungen ausführen. Insgesamt 2 bis 3 Sätze üben mit 30 bis 60 Sekunden Pause zwischen den Sätzen.

Einfache Variante: Nutzen Sie eine Bank oder einen Stuhl als Unterstützung. Stellen Sie sich schulterbreit mit dem Rücken vor die Bank oder den Stuhl und senken Sie Ihren Körper langsam, bis Ihr Gesäß den Sitz berührt. Drücken Sie sich dann in die Ausgangsposition zurück.

Herausfordernde Variante: Fügen Sie einen Widerstand hinzu, indem Sie vor der Brust einen schweren Gegenstand halten, zum Beispiel einen Kanister mit Wasser oder einen Rucksack voller Bücher. Sie können außerdem die Kniebeugeposition für 2 bis 3 Sekunden halten, bevor Sie wieder aufstehen.

HINWEIS

Wenn Sie in die Hocke gehen, sollten Ihre Knie nicht über Ihre Zehen hinausragen. Ihre Füße bleiben flach auf dem Boden. Verlagern Sie Ihr Gewicht auf Ihre Fersen. Falls Sie Knieschmerzen spüren, wenn Sie tiefer in die Hocke gehen, fangen Sie mit einem kleineren Bewegungsumfang an und senken Sie sich mit zunehmender Kraft tiefer.

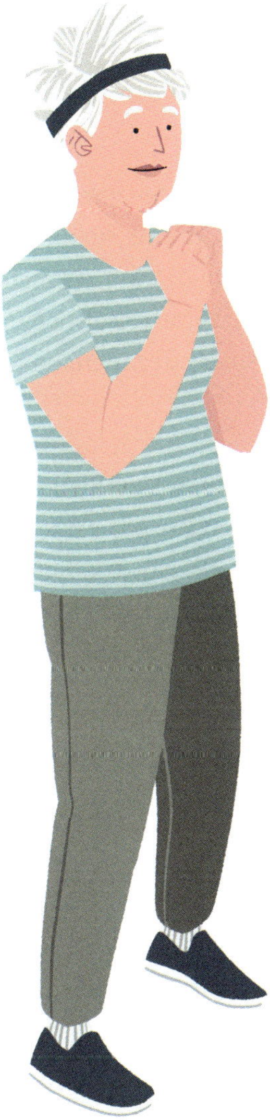

1

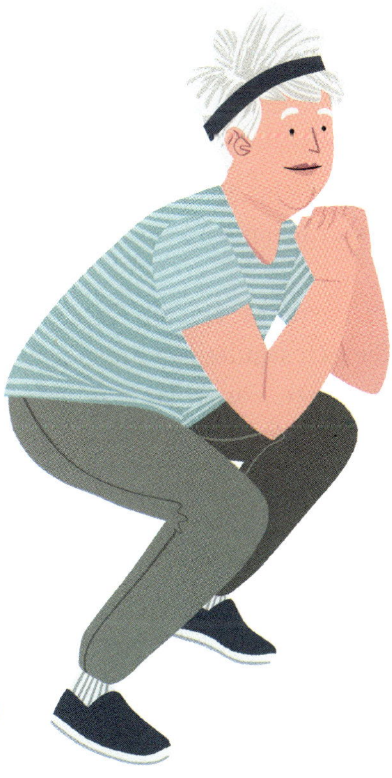

2

Kniebeugen mit Heben

Trainierte Muskelgruppen: Bizeps, Rumpf, Schulter, Gesäß, Brust, Trizeps

An dieser funktionellen Übung sind mehrere Gelenke beteiligt; sie kräftigt gleichzeitig Ihren Ober- und Unterkörper. Es handelt sich um eine Power-Übung, was bedeutet, dass Sie die Bewegungen so schnell ausführen sollten, wie es Ihnen sicher möglich ist. Nach diesem Training wird es für Sie ein Kinderspiel sein, Gegenstände vom Boden aufzuheben und auf einem hohen Regal zu verstauen.

1. Schulterbreit hinter einem leichten Gewicht stehen, das auf dem Boden liegt. Aus der Hüfte heraus nach vorn beugen und in die Knie gehen, eine Hand nach unten strecken und das Gewicht greifen.
2. Schnell aufstehen, den Ellenbogen beugen und das Gewicht in einer fließenden Bewegung zur Schulter führen.
3. Aus dieser Position heraus das Gewicht über den Kopf drücken, bis der Arm gerade ist. Die Position für 1 bis 2 Sekunden halten, dann das Gewicht zur Schulter senken und schließlich auf den Boden. Das ist eine Wiederholung.

Für einen Satz 6 bis 10 Wiederholungen pro Arm ausführen. Insgesamt 2 bis 3 Sätze pro Seite üben mit 30 bis 60 Sekunden Pause zwischen den Sätzen.

Einfache Variante: Legen Sie das Gewicht anfangs auf eine erhöhte Fläche, damit Sie es nicht direkt vom Boden aufheben müssen. Verwenden Sie leichtere Gewichte, verlangsamen Sie das Tempo der Bewegung oder verringern Sie die Wiederholungszahlen pro Satz.

Herausfordernde Variante: Verwenden Sie ein schwereres Gewicht und erhöhen Sie die Wiederholungszahlen.

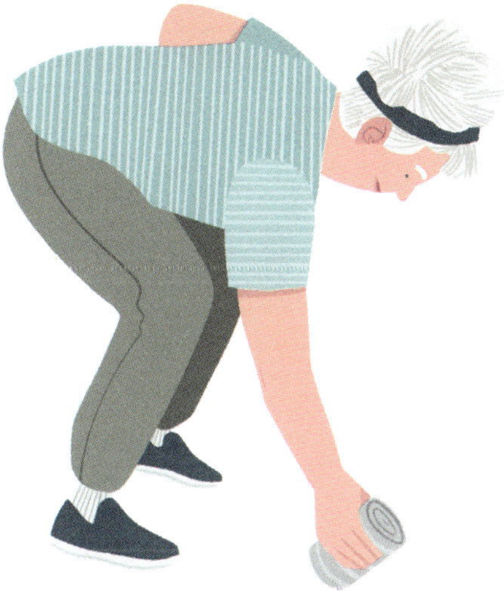

1

HINWEIS

Führen Sie die Übung zunächst ohne Gewichte und langsam aus, um sich mit der Bewegung vertraut zu machen. Bei Anzeichen von Ermüdung oder Überlastung im unteren Rücken beenden Sie die Übung und prüfen Sie, ob Sie Ihre Hüfte korrekt beugen. Setzen Sie Ihre Beine ein, um die Bewegung anzutreiben, anstatt sich nur auf die Arme zu verlassen.

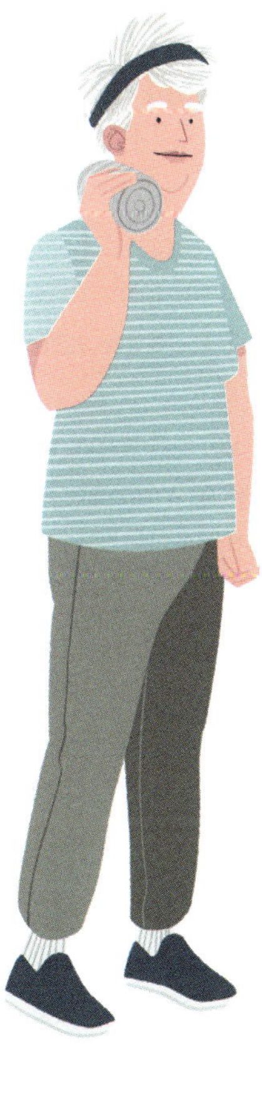

2

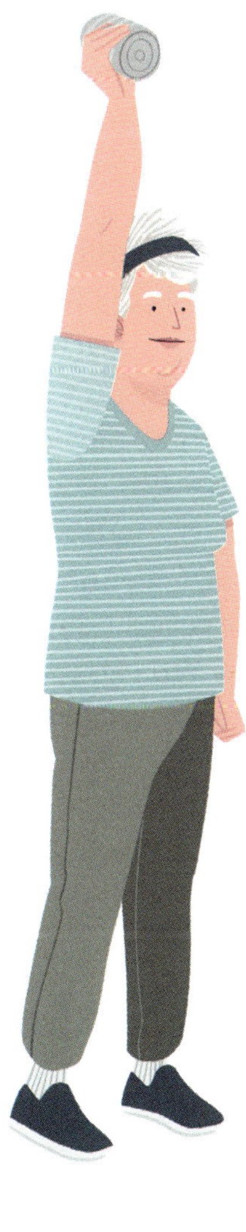

3

Storch

Trainierte Muskelgruppen: Rumpf, mittlerer Gesäßmuskel, Piriformis

Die Hüftmuskeln können an Kraft verlieren, wenn Sie nicht mehr so oft laterale Bewegungen ausführen wie früher. Eine laterale Bewegung ist eine Bewegung zur Seite, zum Beispiel beim Tennis oder beim Badminton. Diese einfache, aber äußerst effektive Übung eignet sich hervorragend, um die Ausdauer Ihrer Rumpf- und Hüftmuskeln sowie Ihr Gleichgewicht zu verbessern, damit Sie auf den Beinen stabil bleiben.

1. Seitlich neben eine Wand stellen, die Schulter ist nur wenige Zentimeter von ihr entfernt.
2. Das Knie, das der Wand am nächsten ist, beugen, sodass es sich knapp unterhalb der Hüfte befindet, und mit moderater Kraft gegen die Wand drücken. Die Kontraktion für 10 bis 15 Sekunden halten und auf jeder Seite 2- bis 3-mal wiederholen. Das ist ein Satz.

Pro Hüfte 2 bis 3 Sätze üben und zwischen den Sätzen 30 bis 60 Sekunden pausieren.

Einfache Variante: Wenn es Ihnen bei dieser Übung schwerfällt, das Gleichgewicht zu halten, nutzen Sie einen Stuhl als Stütze. Beginnen Sie außerdem mit einer leichteren Kontraktion und kürzeren Haltezeiten, bis sich Ihre Ausdauer verbessert hat.

Herausfordernde Variante: Verwenden Sie leichte Gewichtsmanschetten oder drücken Sie stärker gegen die Wand. Auch eine Verlängerung der Haltezeiten auf 20 bis 30 Sekunden wird die Übung herausfordernder machen.

HINWEIS

Stehen Sie aufrecht und spannen Sie den Rumpf an. Ziehen Sie den Bauchnabel in Richtung der Wirbelsäule. Halten Sie den Kopf gerade, um das Gleichgewicht leichter zu halten, und achten Sie darauf, während der gesamten Übung gleichmäßig zu atmen. Das ist eine sehr gute Aufwärmübung.

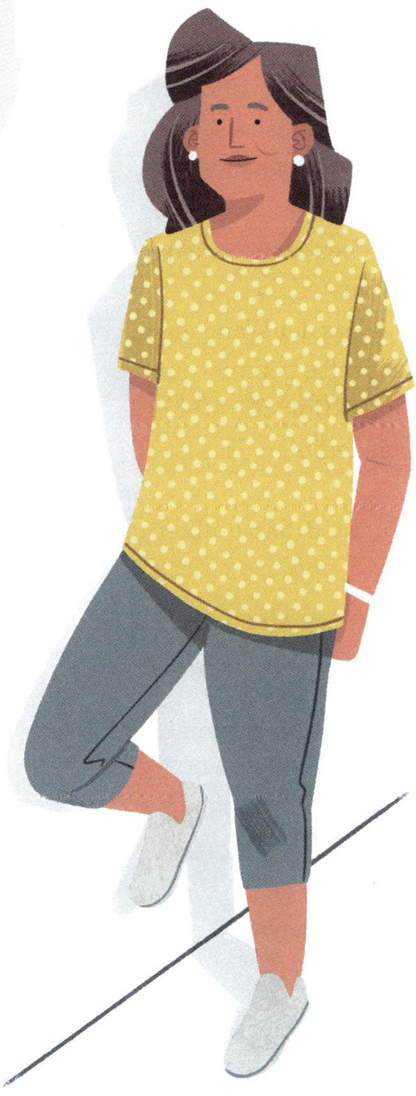

Fersenheben

Trainierte Muskelgruppen: Zwillingswadenmuskel, Schollenmuskel

Schwellungen im Unterschenkel und schlechte Durchblutung sind gängige Beschwerden, die häufig zu Krämpfen, noch stärkeren Schwellungen und kalten Füßen führen. Fersenheben hilft nicht nur dabei, die Durchblutung in den Unterschenkeln zu verbessern, sondern ermöglicht es Ihnen auch, abenteuerliche Wanderungen zu unternehmen und dabei mühelos und sicher durch unwegsames Gelände zu navigieren.

1. Etwa eine Armlänge entfernt vor einer Wand hinstellen.
2. Mit den Händen an der Wand abstützen, um das Gleichgewicht zu halten. Langsam und kontrolliert die Fersen vom Boden heben, pausieren und langsam zurückkehren.

Für einen Satz 8 bis 12 Wiederholungen ausführen. Insgesamt 2 bis 3 Sätze üben mit 60 Sekunden Pause zwischen den Sätzen.

Einfache Variante: Wenn es Ihnen schwerfällt, die Fersen anzuheben, stützen Sie sich auf einer Küchentheke oder einem Schreibtisch ab, um die Hebelwirkung Ihrer Arme zu nutzen. Außerdem können Sie sich anfangs auf einen Stuhl setzen oder Ihre Fersen nur ein wenig vom Boden anheben.

Herausfordernde Variante: Balancieren Sie zuerst auf einem Bein und führen Sie einbeiniges Fersenheben aus. Sie können auch ein leichtes Gewicht in eine Hand nehmen oder die kontrahierte Position für 3 bis 5 Sekunden halten.

HINWEIS

Konzentrieren Sie sich darauf, den Rumpf anzuspannen und aufrecht zu stehen. Das wird Ihr Gleichgewicht verbessern. Stützen Sie sich nur so viel wie nötig mit den Händen ab und lehnen Sie sich nicht gegen die Wand. Achten Sie darauf, dass Ihr Gewicht gleichmäßig auf beide Beine verteilt ist.

1

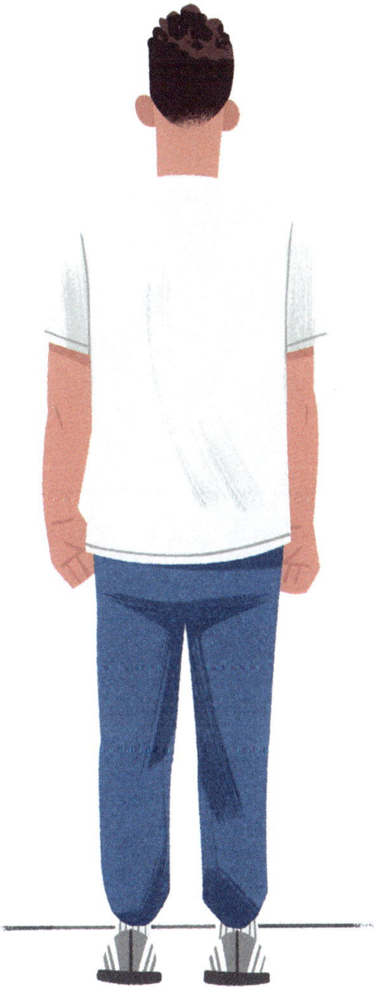

2

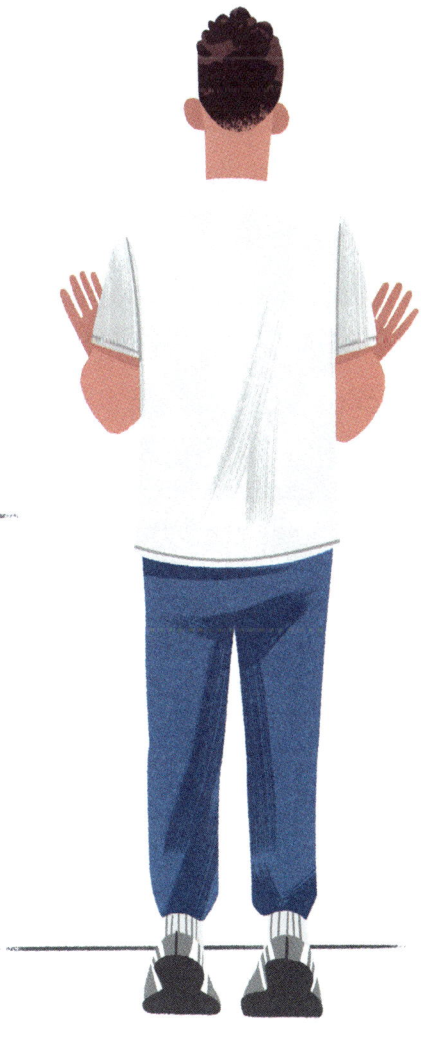

Zehenheben

Trainierte Muskelgruppen: vorderer Schienbeinmuskel

Wenn die Muskeln in Ihren Füßen und Schienbeinen schwächer werden, besteht die Gefahr, dass Sie ein schlurfendes Gangmuster entwickeln, was zu einem unsicheren Gang und einem erhöhten Sturzrisiko führt. Verabschieden Sie sich vom Schienbeinkantensyndrom. Diese Übung kräftigt den Muskel, der an der Vorderseite Ihres Schienbeins verläuft, sodass er Ihre Knie und Knöchel stützt und Ihnen hilft, sicherer zu gehen.

1. Mit dem Rücken gegen eine Wand lehnen, Füße schulterbreit auseinander, etwa 15 bis 20 Zentimeter von der Wand entfernt. Auf ein gutes Gleichgewicht und einen stabilen Stand achten.
2. Langsam die Zehen vom Boden anheben, das Gewicht dabei auf die Fersen verlagern. Die Position für 5 Sekunden halten, dann die Zehen langsam zum Boden senken.

Für einen Satz 8 bis 12 Wiederholungen ausführen. Insgesamt 2 bis 3 Sätze üben mit 30 bis 60 Sekunden Pause zwischen den Sätzen.

Einfache Variante: Halten Sie die Position mit angehobenen Zehen nicht lange. Pausieren Sie stattdessen für einen Augenblick und senken Sie die Zehen dann wieder zum Boden. Nutzen Sie einen Stuhl, um sich abzustützen, oder führen Sie die Übung im Sitzen aus, bis Sie kräftiger geworden sind.

Herausfordernde Variante: Halten Sie leichte Gewichte in Ihren Händen, erhöhen Sie die Wiederholungszahl pro Satz und verlängern Sie die Zeit, in der Sie die Zehen angehoben halten, auf 5 bis 10 Sekunden.

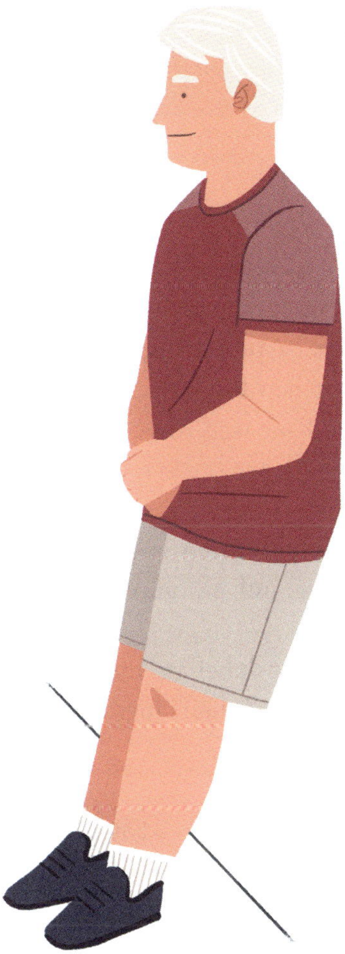

1

HINWEIS

Führen Sie diese Übung auf einer rutschfesten Oberfläche aus, damit Ihre Füße sicheren Halt haben. Überstrecken Sie Ihre Knie nicht, sondern beugen Sie sie ganz leicht, bis Sie spüren, wie sich Ihre Oberschenkelmuskeln anspannen. Entspannen Sie Ihre Schultern und lehnen Sie sich nicht nach vorn. Ihr Rücken sollte flach an der Wand bleiben.

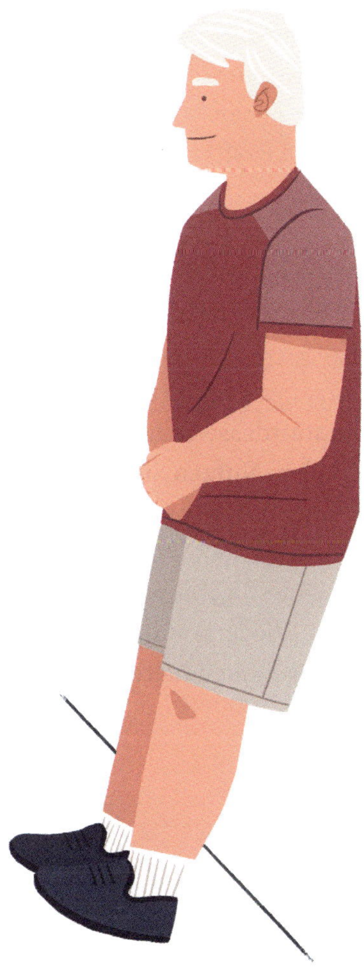

2

Wandsitz

Trainierte Muskelgruppen: Gesäß, Beinbizeps, Quadrizeps

Der Wandsitz hilft, die Kraft im Unterkörper zu steigern, die bei verschiedenen Aktivitäten wie Geländelauf, Wandern und Fußball wichtig ist. Wenn Sie mehr Kraft im Unterkörper haben, können Sie deutlich leichter vom Boden oder einem Stuhl aufstehen und Treppen steigen. Der Wandsitz ist eine hervorragende Übung zur Steigerung der Muskelausdauer und -kraft sowie zur Linderung von Knie- und Hüftschmerzen.

1. Gegen eine Wand lehnen, die Füße sind etwa 30 Zentimeter davon entfernt.
2. Langsam nach unten gleiten, bis sich die Oberschenkel parallel zum Boden befinden. Rücken während der gesamten Übung flach gegen die Wand drücken und die Hände vor der Hüfte verschränken. Dann in den Stand zurückdrücken.

Für einen Satz 8 bis 12 Wiederholungen ausführen. Insgesamt 2 bis 3 Sätze üben mit 30 bis 60 Sekunden Pause zwischen den Sätzen.

Einfache Variante: Führen Sie mit leicht gebeugten Knien Mini-Kniebeugen aus und gleiten Sie mit zunehmender Kraft langsam weiter nach unten. Stellen Sie sich breiter hin, wenn Sie Probleme mit dem Gleichgewicht haben. Sie können sich außerdem mit den Armen seitlich abstützen.

Herausfordernde Variante: Halten Sie die Sitzposition für 5 bis 10 Sekunden, bevor Sie in den Stand zurückkehren. Sie können außerdem ein leichtes Gewicht in jeder Hand halten, um den Widerstand zu erhöhen.

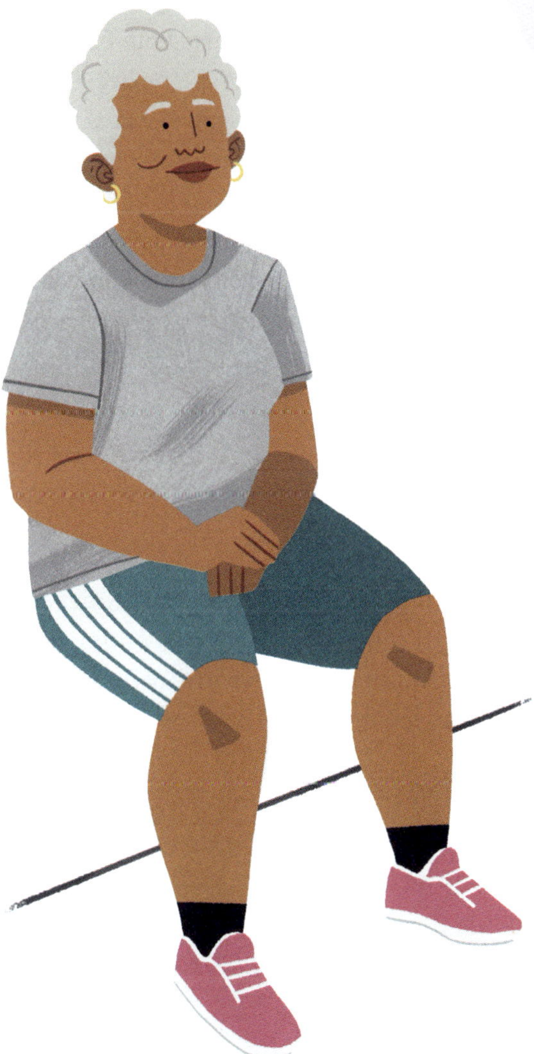

HINWEIS

Wenn Sie bei dieser Übung Knieschmerzen spüren, positionieren Sie Ihre Füße weiter von der Wand weg, sodass Ihre Knie hinter Ihren Zehen bleiben, wenn Sie die Knie beugen. Vermeiden Sie es, sich zu einer Seite zu neigen, indem Sie beide Füße gleichmäßig belasten.

Hüftextension im Stehen

Trainierte Muskelgruppen: großer Gesäßmuskel, Beinbizeps, autochthone Rückenmuskulatur

Diese Übung kräftigt und strafft nicht nur Ihr Gesäß, sondern unterstützt auch Ihr Gleichgewicht und Ihre Stabilität und hilft Ihnen, verschiedene Aktivitäten zu meistern, zum Beispiel einen Fußball zu kicken, beim Wandern einen Hügel zu bezwingen oder in ein Auto ein- und auszusteigen. Als Bonus kräftigen Sie auch Ihre unteren Rückenmuskeln, verbessern Ihre Körperhaltung und reduzieren Schmerzen im unteren Rücken.

1. Seitlich stehen, die linke Schulter berührt eine Wand. Mit der linken Hand an der Wand abstützen, um das Gleichgewicht zu halten.
2. Den Rumpf anspannen, das Gewicht auf das linke Bein verlagern und das rechte Bein nach hinten abheben. Dabei das Knie so gerade wie möglich halten, die Zehen zeigen nach vorn und der linke Fuß bleibt flach auf dem Boden.

Die Bewegung langsam ausführen, 8 bis 12 Wiederholungen mit demselben Bein, dann die Seite wechseln. Insgesamt 2 bis 3 Sätze üben mit 30 bis 60 Sekunden Pause zwischen den Sätzen.

Einfache Variante: Reduzieren Sie die Anzahl der Wiederholungen und führen Sie Ihr Bein nicht so weit nach hinten. Wenn Sie Schwierigkeiten haben, das Gleichgewicht zu halten, stützen Sie sich mit beiden Händen auf einer Küchentheke ab, um Ihre Stabilität zu erhöhen.

Herausfordernde Variante: Erhöhen Sie die Anzahl der Wiederholungen, halten Sie Ihr Bein für 2 bis 3 Sekunden hinter sich oder befestigen Sie leichte Gewichtsmanschetten an Ihren Knöcheln. Verzichten Sie bei einer noch größeren Herausforderung darauf, sich an der Wand abzustützen.

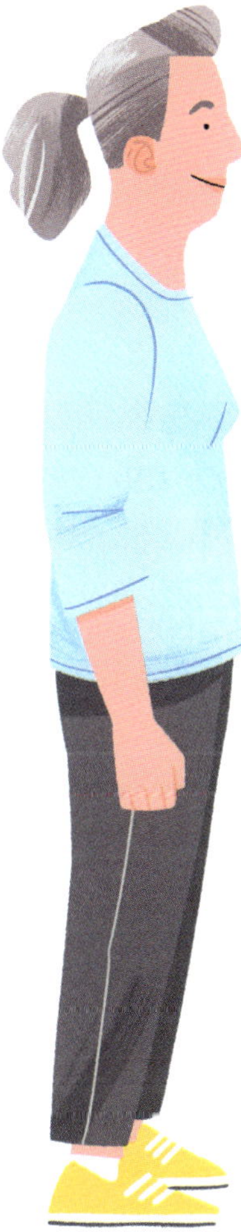

1

HINWEIS

Halten Sie Ihren Körper in einer geraden Linie und beugen Sie sich nicht nach vorn, während Sie Ihr Bein nach hinten bewegen. Achten Sie darauf, dass Ihre Zehen geradeaus zeigen und Sie Ihre Hüfte nicht nach außen drehen. Um eine Überlastung Ihrer unteren Rückenmuskeln zu verhindern, ist es wichtig, dass Sie die Bewegungen kontrolliert ausführen und Ihr Bein nicht schwingen.

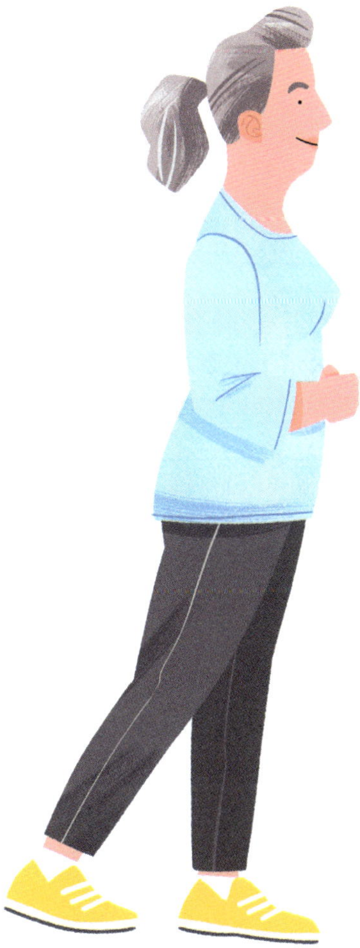

2

Hüftabduktion im Stehen

Trainierte Muskelgruppen: mittlerer Gesäßmuskel

Diese Übung stärkt Ihre Hüftmuskeln und verbessert Ihr Gleichgewicht und Ihre Stabilität. Ein kräftigerer mittlerer Gesäßmuskel lindert Schmerzen in der Hüfte und im unteren Rücken und stabilisiert Ihre Hüfte nicht nur beim Gehen, sondern auch bei anspruchsvolleren Aktivitäten wie Laufen und Springen.

1. Schulterbreit stehen, Rumpf anspannen und die Hände in die Hüfte stemmen.
2. Rechtes Bein so weit wie möglich zur Seite anheben, während die Hüfte gerade bleibt. Das linke Bein gestreckt halten, die Zehen zeigen nach vorn. Bei Bedarf die Hände vor dem Körper verschränken, um die Übung zu erleichtern. Die Position für 1 bis 3 Sekunden halten und dann das untere Bein in die Ausgangsposition zurückbringen.

Für einen Satz 8 bis 12 Wiederholungen ausführen. Insgesamt 2 bis 3 Sätze üben mit 30 bis 60 Sekunden Pause zwischen den Sätzen.

Einfache Variante: Heben Sie Ihr Bein anfangs nur wenige Zentimeter seitlich an und/oder nutzen Sie einen Stuhl, um sich abzustützen und das Gleichgewicht zu halten.

Herausfordernde Variante: Halten Sie die Abduktionsposition für mindestens 5 bis 10 Sekunden, bevor Sie das Bein wieder abstellen. Zusätzlich können Sie leichte Gewichtsmanschetten an Ihren Knöcheln befestigen.

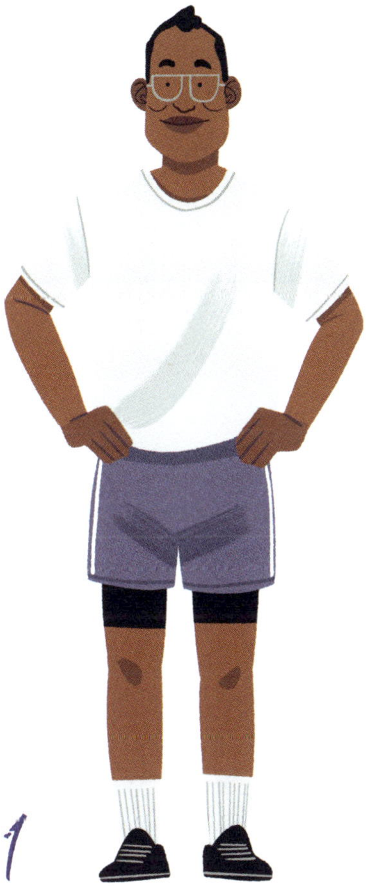

1

HINWEIS

Stehen Sie aufrecht, spannen Sie Ihren Rumpf an und vermeiden Sie es, sich zur Seite zu lehnen. Bevor Sie Ihr Bein seitlich anheben, spannen Sie die Gesäßmuskeln Ihres Stützbeins an, um Ihr Gleichgewicht zu verbessern. Heben Sie Ihr Bein nicht so hoch an, wenn Sie Hüftschmerzen spüren.

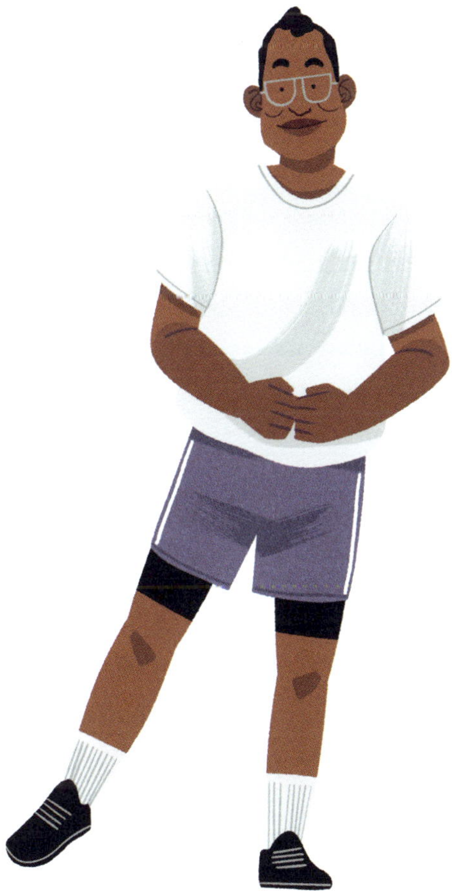

2

Bergsteiger

Trainierte Muskelgruppen: Bauch, Waden, Schultern, Gesäß, Beinbizeps, Trizeps

Bergsteiger sind eine meiner Lieblingsübungen, um Geschwindigkeit und Gleichgewicht zu verbessern und Stürzen vorzubeugen, indem die Reaktionszeit gesteigert wird. Dadurch können Sie Ihr Gleichgewicht sofort wiedererlangen, da Sie Ihre Beine schneller bewegen. Diese Übung beansprucht mehrere Muskelgruppen und bereitet Sie auf Wanderungen vor!

1. Hände unterhalb der Schultern auf der Küchentheke oder der Rückseite einer Couch abstützen. Die Hände sollten schulterbreit auseinander sein. Zurücktreten, damit sich der Körper in einem leichten Winkel zur Theke oder Couch befindet. Der Körper sollte vom Kopf bis zu den Fersen gerade sein.
2. Der rechte Fuß bleibt auf dem Boden, das linke Knie wird zur Brust angezogen. Schnell die Stellung wechseln, indem das linke Bein gesenkt und das rechte Knie zur Brust angezogen wird. Die Beine so schnell wie möglich abwechseln, dabei auf einen stabilen Rumpf achten. Der Körper bildet weiterhin vom Kopf bis zu den Fersen eine gerade Linie.

Für einen Satz 8 bis 12 Wiederholungen ausführen. Insgesamt 2 bis 3 Sätze üben mit 30 bis 60 Sekunden Pause zwischen den Sätzen.

Einfache Variante: Fangen Sie langsam an und konzentrieren Sie sich auf die Ausführung. Sie können Ihre Hände bei der Übung auch auf einem höheren Objekt abstützen, um Ihre Arme und Schultern geringer zu belasten.

Herausfordernde Variante: Führen Sie die Übung in einer Liegestützposition auf dem Boden aus und erhöhen Sie die Wiederholungszahlen und das Tempo. Optional können Sie nach jeder Wiederholung einen Liegestütz machen.

HINWEIS

Konzentrieren Sie sich auf Ihre Atmung. Atmen Sie tief ein, während Sie Ihr Knie zur Brust anziehen, und atmen Sie kräftig aus, während Sie es senken. Achten Sie darauf, Ihren Körper in einer geraden Linie zu halten und sich nicht aus der Hüfte nach vorn zu beugen, besonders wenn Sie müde werden.

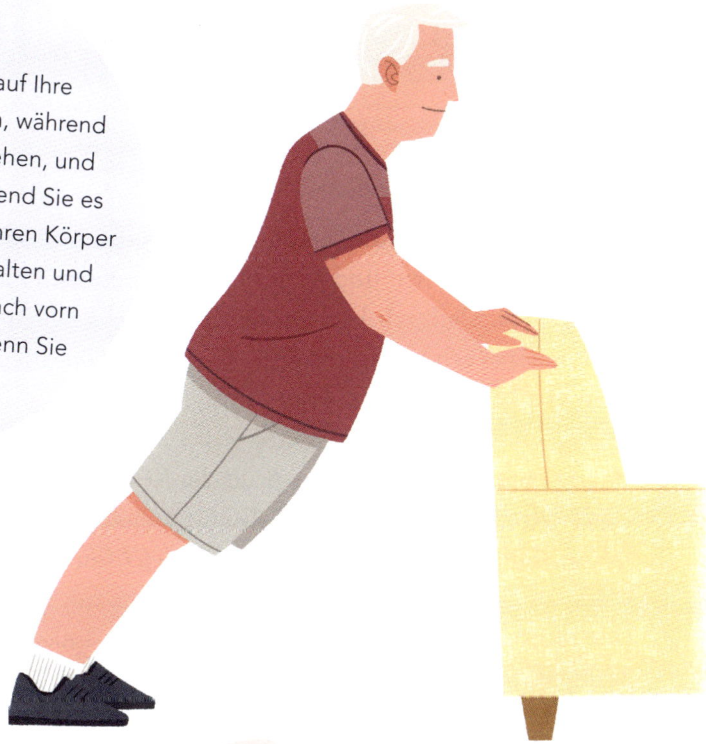

1

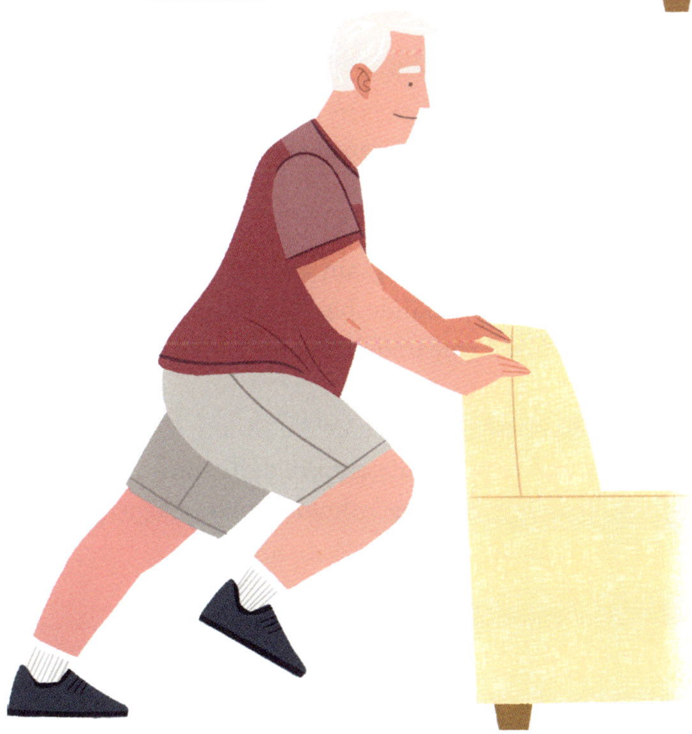

2

Knieheben

Trainierte Muskelgruppen: Rumpf, Gesäß, Beinbizeps, Lendenmuskel, Quadrizeps

Sind Sie bereit, schneller zu laufen und sich auf den Beinen stärker zu fühlen? Das ist eine großartige Übung, um die Kraft, die Flexibilität, das Gleichgewicht und die Schnelligkeit Ihres Unterkörpers zu verbessern und Ihre Herz-Kreislauf-Gesundheit zu steigern. Sie fördert auch Ihre Koordinationsfähigkeit, da Sie jeweils ein Bein anheben und gleichzeitig mit dem anderen die Stabilität aufrechterhalten müssen. Diese Übung eignet sich auch gut zum Aufwärmen.

1. Mit der linken Schulter neben einer Wand stehen. Mit der linken Hand an der Wand abstützen, um das Gleichgewicht zu halten.
2. Die rechte Hand in die Hüfte stemmen, das rechte Knie so hoch zur Brust anziehen, wie es noch angenehm ist, während der linke Fuß fest auf dem Boden bleibt. Das rechte Bein senken und das Ganze mit dem linken Bein wiederholen.

Die Beine bei einem angenehmen Tempo abwechseln, 10 bis 15 Wiederholungen pro Satz für insgesamt 2 bis 3 Sätze mit 30 bis 60 Sekunden Pause zwischen den Sätzen.

Einfache Variante: Reduzieren Sie die Anzahl der Wiederholungen, verlangsamen Sie das Tempo und heben Sie Ihre Knie nicht so hoch an. Wenn Sie Schwierigkeiten haben, das Gleichgewicht zu halten, führen Sie die Übung zwischen zwei schweren Stühlen aus und stützen Sie sich mit beiden Händen ab, um die Stabilität zu erhöhen, oder führen Sie die Übung im Sitzen aus.

Herausfordernde Variante: Erhöhen Sie das Tempo und die Anzahl der Wiederholungen oder befestigen Sie leichte Gewichtsmanschetten an Ihren Knöcheln. Wenn Sie sich zudem nicht an der Wand abstützen, wird Ihr Gleichgewicht noch mehr herausgefordert.

HINWEIS

Spannen Sie Ihren Rumpf an und halten Sie Ihren Körper während der Übung in einer geraden Linie. Um zu vermeiden, dass Sie den Rücken runden, ziehen Sie Ihre Knie nicht zu weit an. Führen Sie die Bewegungen kontrolliert aus und vermeiden Sie Hüpfen oder Schwanken.

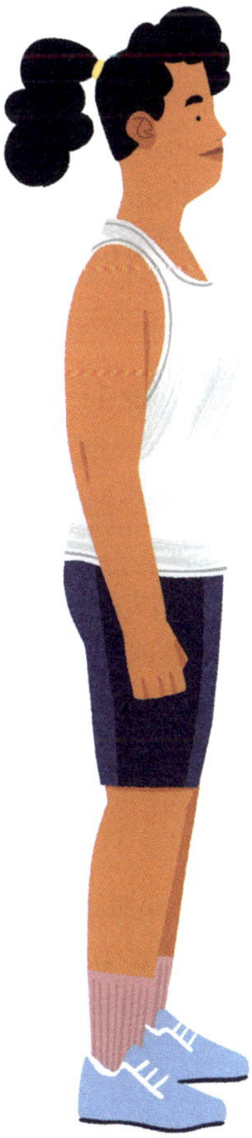

1

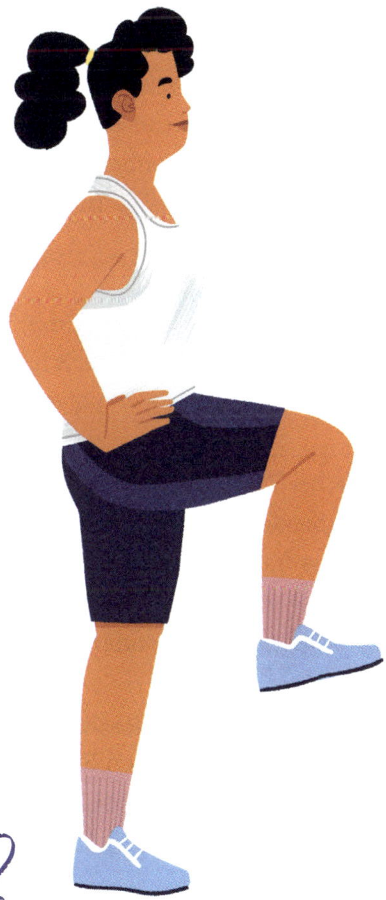

2

Ausfallschritt nach vorn

Trainierte Muskelgruppen: Waden, Rumpf, Gesäß, Beinbizeps, Quadrizeps

Der Ausfallschritt nach vorn ist eine äußerst funktionelle Übung, die Ihr Gleichgewicht, Ihre Flexibilität und die Kraft in Ihrem Unterkörper verbessert. Sich auf den Boden zu setzen und wieder aufzustehen kann eine Herausforderung sein, aber diese Übung ermöglicht es Ihnen, sicher auf den Boden zu gelangen sowie Gegenstände aufzuheben, ohne Ihren unteren Rücken zu belasten.

1. Einen schulterbreiten Stand einnehmen, Rumpf anspannen und Hände in die Hüfte stemmen.
2. Den Rücken so gerade wie möglich halten, mit dem linken Bein einen Schritt nach vorn machen und den Körper senken, bis das vordere Knie etwa im 90-Grad-Winkel gebeugt ist. Das hintere Knie sollte knapp über dem Boden schweben. Über die linke Ferse in die Ausgangsposition zurückdrücken. Wenn Unterstützung benötigt wird, die Hände vor dem Körper zusammenführen, oberhalb des Knies.

Für einen Satz 8 bis 12 Wiederholungen pro Bein ausführen. Insgesamt 2 bis 3 Sätze üben mit 30 bis 60 Sekunden Pause zwischen den Sätzen.

Einfache Variante: Verringern Sie die Tiefe des Ausfallschritts oder stützen Sie sich auf einem Stuhl ab. Wenn zusätzliche Unterstützung erforderlich ist, stellen Sie sich zwischen zwei stabile, schwere Stühle und stützen Sie sich mit beiden Armen ab, um das Gleichgewicht zu halten.

Herausfordernde Variante: Nehmen Sie leichte Gewichte in jede Hand, halten Sie die Ausfallschrittposition für 3 bis 5 Sekunden oder vergrößern Sie die Tiefe des Ausfallschritts.

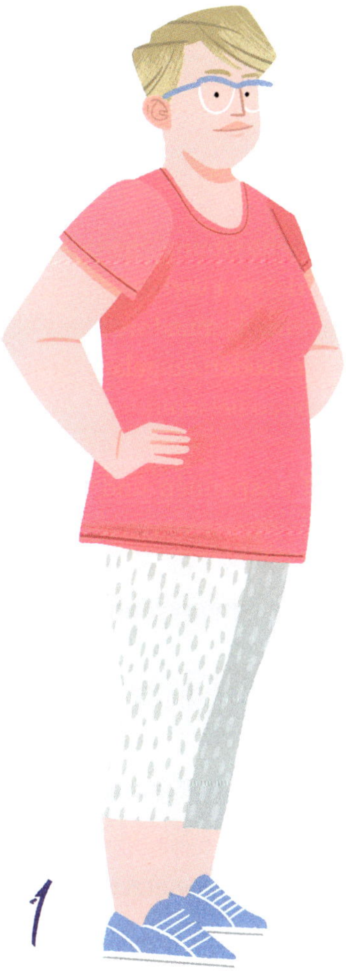

1

HINWEIS

Wenn Sie sich nach vorn in die Ausfallschrittposition begeben, halten Sie Ihr vorderes Knie auf einer Linie mit Ihrem Knöchel und lassen Sie nicht zu, dass es nach innen einknickt. Vermeiden Sie es auch, Ihr Knie beim Ausfallschritt nach vorn über die Zehen hinausragen zu lassen, da es dadurch übermäßig belastet werden kann.

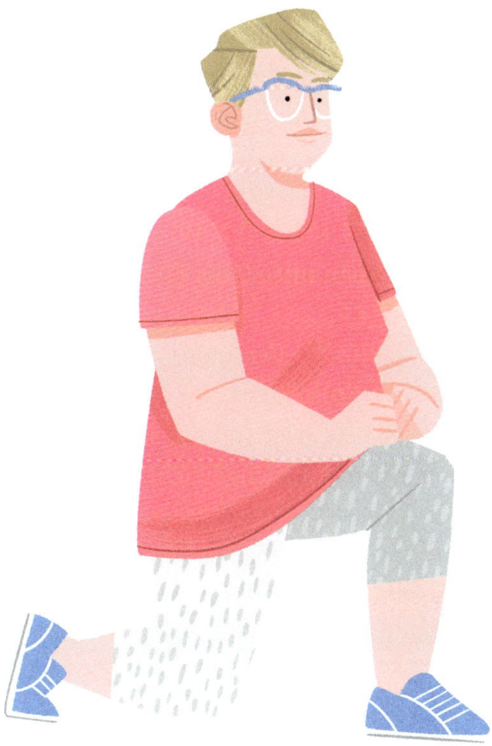

2

Ausfallschritt zur Seite

Trainierte Muskelgruppen: Adduktoren, Waden, Rumpf, Gesäß, Beinbizeps, Quadrizeps

Eine Drehung auf dem Tennisplatz oder die Krieger-Pose beim Yoga erfordern kräftige Hüftmuskeln. Der Ausfallschritt zur Seite ist eine Bewegung, an der mehrere Gelenke beteiligt sind und die auf wichtige Muskeln abzielt, welche beim Gleichgewicht und der Seitenbalance beteiligt sind. Indem Sie Ausfallschritte zur Seite in Ihr Programm einbauen, verbessern Sie die seitliche Stabilität und kräftigen die inneren und äußeren Oberschenkelmuskeln.

1. Einen schulterbreiten Stand einnehmen, Rumpf anspannen und Hände in die Hüfte stemmen.
2. Mit dem rechten Bein einen großen Schritt nach rechts machen und das rechte Knie beugen, dabei das andere Bein gerade lassen. Den Körper so weit wie möglich senken oder bis der Oberschenkel parallel zum Boden ausgerichtet ist. Über die rechte Ferse in die Ausgangsposition zurückdrücken. Die Hände vor dem Körper verschränken, um während des Ausfallschritts das Gleichgewicht zu verbessern.

Für einen Satz führen Sie 8 bis 12 Wiederholungen pro Seite aus. Insgesamt 2 bis 3 Sätze üben mit 30 bis 60 Sekunden Pause zwischen den Sätzen.

Einfache Variante: Verringern Sie die Tiefe des Ausfallschritts oder stützen Sie sich auf einem Stuhl ab, um das Gleichgewicht zu halten.

Herausfordernde Variante: Nehmen Sie ein leichtes Gewicht in Ihre Hände, halten Sie die Ausfallschrittposition für 3 bis 5 Sekunden oder vergrößern Sie die Tiefe des Ausfallschritts.

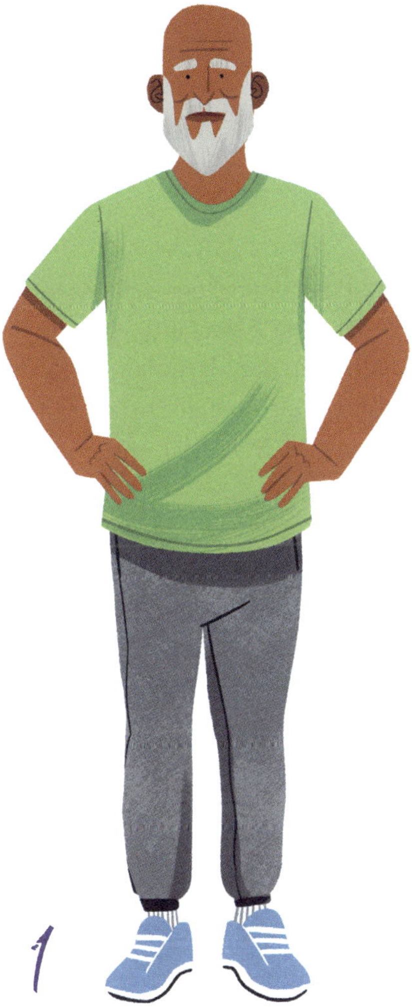

1

HINWEIS

Konzentrieren Sie sich darauf, die Hüfte zu senken, das Gesäß anzuspannen und Ihre Knie beim Senken Ihres Körpers auf einer Linie mit Ihren Knöcheln zu halten. Ihr Blick sollte gerade nach vorn gerichtet sein und Ihre Brust angehoben. Führen Sie Ihre Hände vor dem Körper zusammen, um beim Ausfallschritt das Gleichgewicht besser zu halten.

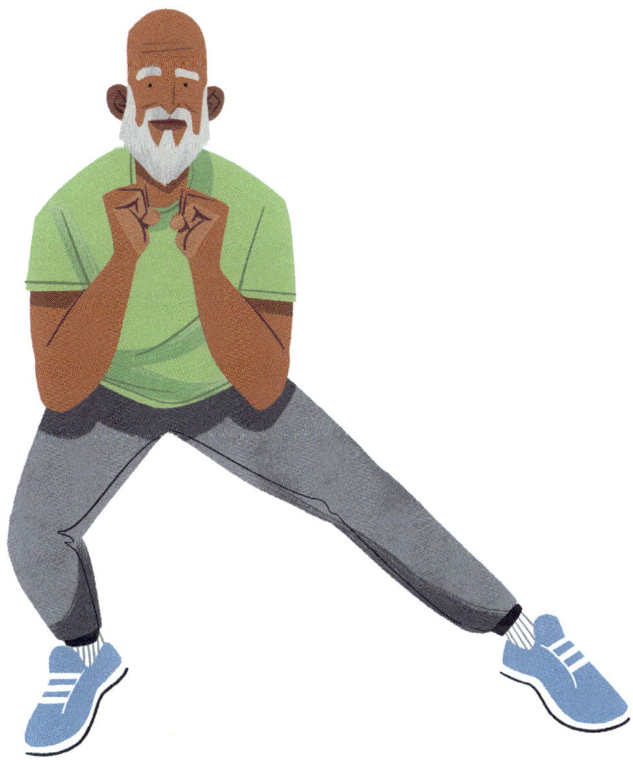

2

Ausfallschritt nach hinten

Trainierte Muskelgruppen: Waden, Rumpf, Gesäß, Beinbizeps, Quadrizeps

Der Ausfallschritt nach hinten ist eine äußerst funktionelle Übung, die Ihr Gleichgewicht, Ihre Rumpfkraft, Ihre Flexibilität und Ihre Unterkörperkraft verbessert. Dadurch können Sie Gegenstände sicher vom Boden aufheben, ohne Ihren unteren Rücken zu belasten.

1. Einen schulterbreiten Stand einnehmen, Rumpf anspannen und Hände vor dem Körper verschränken.
2. Den Rücken so gerade wie möglich halten, mit dem rechten Bein einen Schritt nach hinten machen und den Körper senken, bis das vordere Knie etwa im 90-Grad-Winkel gebeugt ist. Das hintere Knie sollte knapp über dem Boden schweben. Über die linke Ferse in die Ausgangsposition zurückdrücken.

Für einen Satz 8 bis 12 Wiederholungen pro Bein ausführen. Insgesamt 2 bis 3 Sätze üben mit 30 bis 60 Sekunden Pause zwischen den Sätzen.

Einfache Variante: Verringern Sie die Tiefe des Ausfallschritts oder stützen Sie sich auf einem Stuhl ab. Wenn Sie zusätzliche Unterstützung benötigen, stellen Sie sich zwischen zwei schwere Stühle und stützen sich mit beiden Armen ab, um das Gleichgewicht zu halten.

Herausfordernde Variante: Nehmen Sie leichte Gewichte in jede Hand, halten Sie die Ausfallschrittposition für 3 bis 5 Sekunden oder vergrößern Sie die Tiefe des Ausfallschritts. Sie können auch die Wiederholungs- oder Satzzahlen erhöhen.

HINWEIS

Wenn Sie in die Ausfallschrittposition gehen, achten Sie darauf, dass Ihr vorderes Knie in einer Linie mit Ihrem Knöchel bleibt und es nicht nach innen einknickt. Indem Sie Ihren Rücken aufrecht halten, wird Ihr unterer Rücken weniger belastet und Ihre Beine werden stärker beansprucht.

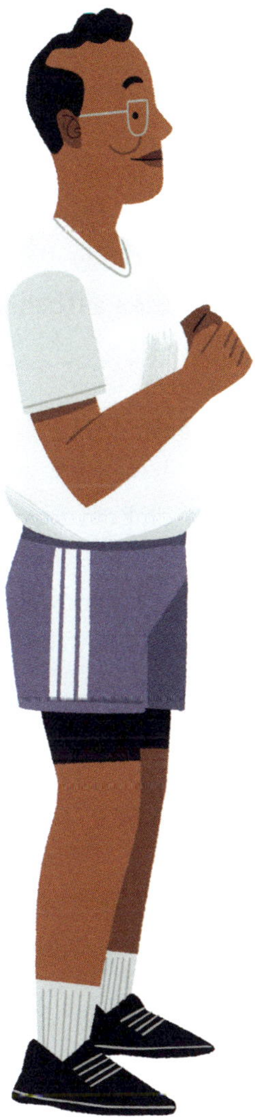

1

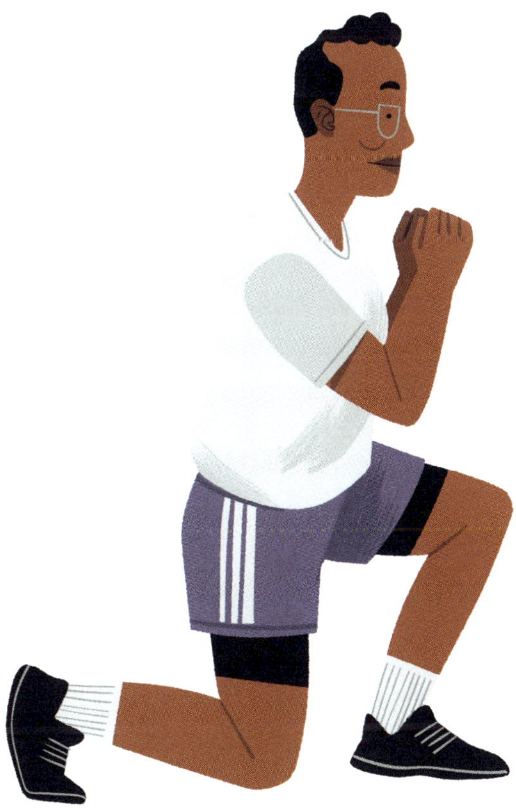

2

Kreuzheben

Trainierte Muskelgruppen: Gesäß, Beinbizeps, großer Rückenmuskel, unterer Rücken

Der Waschtag ist jetzt noch einfacher! Kreuzheben ist eine meiner Lieblingsübungen und wahrscheinlich eine der funktionellsten Übungen, um die Muskeln in den Armen und Beinen zu kräftigen. Die Übung beansprucht mehrere Gelenke gleichzeitig und steigert die Kraft in Rumpf, unterem Rücken und Beinen, was wiederum Gleichgewicht, Stabilität und Körperhaltung verbessert.

1. Schulterbreit hinter einem Wäschekorb stehen. Den Rücken gerade halten, die Hüfte nach hinten schieben, in die Kniebeuge gehen und mit beiden Händen die Griffe des Korbs greifen.
2. Mit geradem Rücken und angespanntem Rumpf langsam den Wäschekorb hochheben, indem die Fersen in den Boden gedrückt und die Beine gestreckt werden, bis zum aufrechten Stand. Pausieren, dann den Korb langsam auf den Boden senken. Das ist eine Wiederholung.

Für einen Satz 8 bis 12 Wiederholungen ausführen. Insgesamt 2 bis 3 Sätze üben mit 30 bis 60 Sekunden Pause zwischen den Sätzen.

Einfache Variante: Platzieren Sie einen leeren Wäschekorb auf einer erhöhten Fläche. So können Sie an Ihrer Körperhaltung und Kraft arbeiten, bevor Sie üben, den Korb vom Boden hochzuheben.

Herausfordernde Variante: Legen Sie mehr Gewicht in den Wäschekorb, erhöhen Sie die Wiederholungszahlen pro Satz und verlängern Sie die Zeit, in der Sie den Korb in der Höhe halten, auf 3 bis 5 Sekunden.

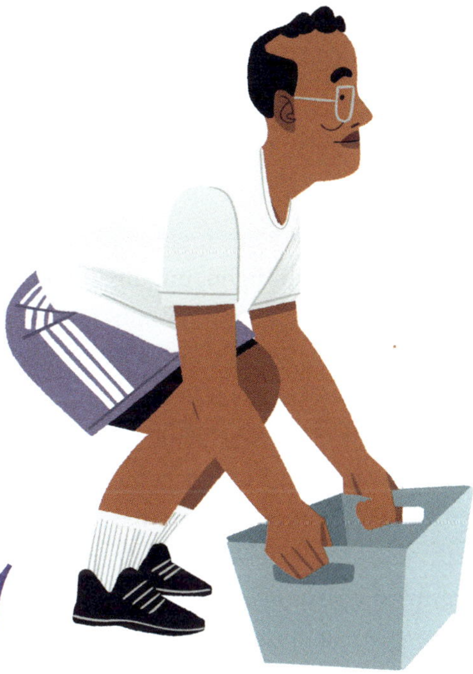

1

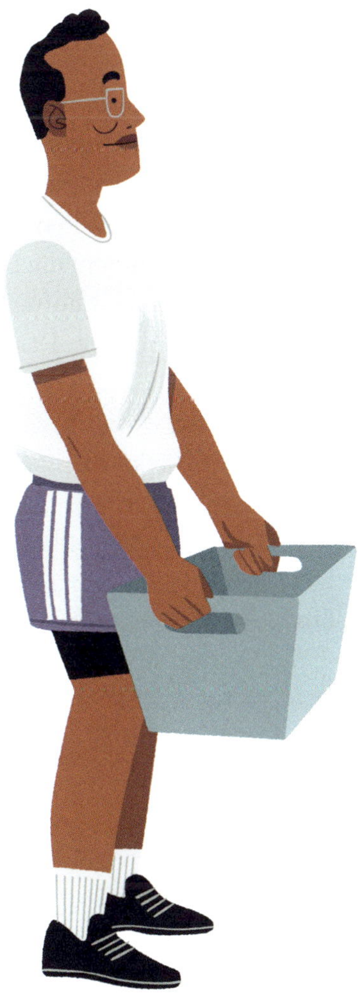

2

HINWEIS

Verwenden Sie einen stabilen Wäschekorb mit guten Griffen. Krümmen Sie beim Kniebeugen nicht den Rücken. Konzentrieren Sie sich auf die Hüftbeugung und halten Sie Ihre Knie in einer Linie mit Ihren Knöcheln. Ihre Arme sollten während der gesamten Übung gerade sein. Wenn Ihr Rücken ermüdet, beenden Sie die Übung und überprüfen Sie Ihre Körperhaltung.

Einbeiniges Kreuzheben

Trainierte Muskelgruppen: Waden, Rumpf, Gesäß, Beinbizeps, unterer Rücken, Quadrizeps

Bereit für die Baum-Pose beim Yoga? Das einbeinige Kreuzheben ist eine hervorragende Übung, um Ihr Gleichgewicht, Ihre Kraft und Ihre Flexibilität mit nur einer Bewegung zu verbessern. Mit etwas Übung fühlen Sie sich sicherer auf Ihren Beinen, bekommen beweglichere hintere Oberschenkelmuskeln und unterstützen Ihr Gleichgewicht beim Radfahren oder bei jeder anderen Sportart oder Aktivität, die Sie ausprobieren möchten!

1. Mit leicht gebeugten Knien aufrecht stehen, das Gewicht auf den rechten Fuß verlagern. Rumpf anspannen.
2. Rücken gerade halten, langsam aus der Hüfte nach vorn beugen, dabei das linke Bein nach hinten strecken, um das Gleichgewicht zu halten. Die Arme vor dem Körper ausstrecken, um das Gleichgewicht besser zu halten. Eine korrekte Körperhaltung beibehalten, den Körper so weit, wie es möglich ist, zum Boden senken. Dann in die Ausgangsposition zurückkehren.

Für einen Satz 8 bis 12 Wiederholungen pro Bein ausführen. Insgesamt 2 bis 3 Sätze üben mit 30 bis 60 Sekunden Pause zwischen den Sätzen.

Einfache Variante: Nutzen Sie einen Stuhl, um sich abzustützen und das Gleichgewicht zu halten. Sie können sich auch weniger weit nach vorn beugen.

Herausfordernde Variante: Halten Sie leichte Gewichte in Ihren Händen oder beugen Sie sich weiter nach vorn.

HINWEIS

Wenn Sie sich aus der Hüfte nach vorn neigen oder beugen, ist es wichtig, eine neutrale Wirbelsäulenstellung beizubehalten, damit Sie den unteren Rücken nicht runden. Achten Sie außerdem darauf, dass Ihr Standbein fest auf dem Boden steht und die Beinmuskeln angespannt sind, um möglichst wenig zu schwanken und nicht nach vorn zu kippen.

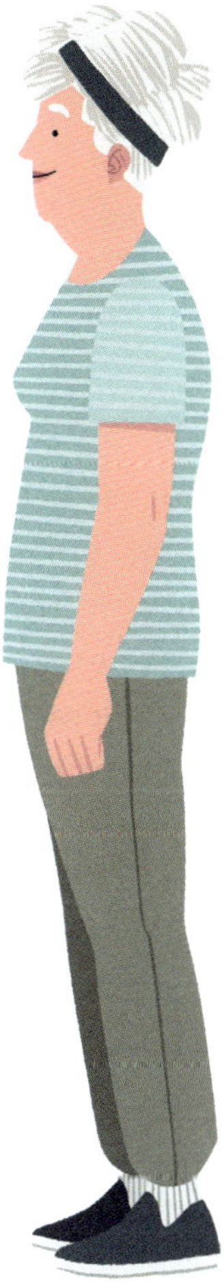

1

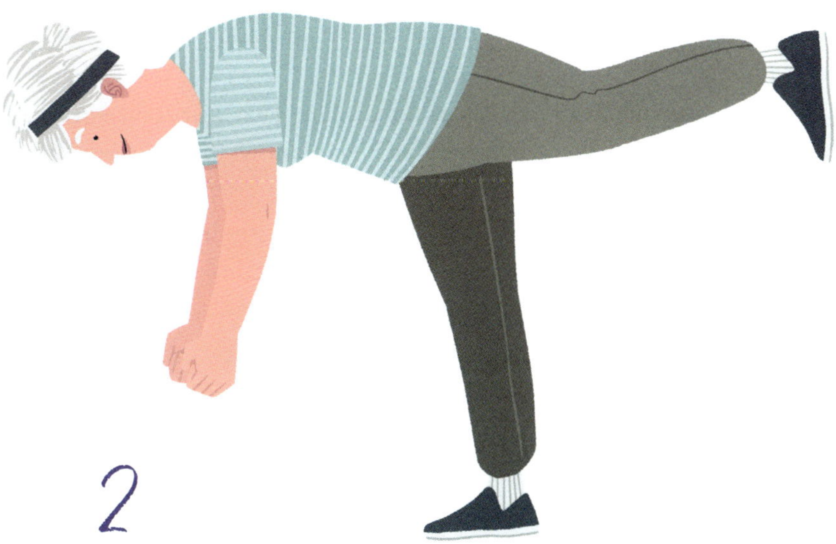

2

Hüftbeugen

Trainierte Muskelgruppen: Waden, Rumpf, Gesäß, Beinbizeps, unterer Rücken, Quadrizeps

Wiederholtes Vorbeugen kann bei Sportarten wie Golf und Tennis den unteren Rücken belasten und zu Schmerzen führen. Hüftbeugen ist eine hervorragende Übung zur Linderung von Schmerzen im unteren Rücken, die bei Aktivitäten des täglichen Lebens auftreten, bei denen man sich bückt. Neben dem Sport zählen auch das Einräumen der Spülmaschine, das Wäschewaschen und das Kochen zu den Tätigkeiten, bei denen Hüftbeugen Ihren unteren Rücken schützen kann.

1. Einen schulterbreiten Stand einnehmen, die Knie sind leicht gebeugt. Einen Besenstiel hinter dem Rücken halten, ein Ende berührt das Steißbein und das andere den Hinterkopf. Der Besenstiel dient als Hilfsmittel, damit der Rücken während des Vorbeugens aus der Hüfte gerade bleibt.
2. Rumpf angespannt lassen, aus der Hüfte nach vorn beugen und den Oberkörper senken, bis in den Beinbizepsen eine Dehnung spürbar ist. Der Besenstiel muss während der gesamten Übung den Hinterkopf und das Steißbein berühren. Am Endpunkt der Bewegung wird man öfter durch steife Beinbizepse eingeschränkt.

Für einen Satz 8 bis 12 Wiederholungen ausführen. Insgesamt 2 bis 3 Sätze üben mit 30 bis 60 Sekunden Pause zwischen den Sätzen.

Einfache Variante: Bis Sie die Bewegung beherrschen, können Sie die Tiefe beim Vorbeugen begrenzen.

Herausfordernde Variante: Sobald Ihnen das Hüftbeugen in Fleisch und Blut übergegangen ist, können Sie den Besenstiel weglassen. Halten Sie stattdessen leichte Gewichte in Ihren Händen und beugen Sie sich tiefer nach vorn.

HINWEIS

Es ist wichtig, die Wirbelsäule bei dieser Übung gerade zu lassen. Falls Sie während der Bewegung die Berührungspunkte Ihres Steißbeins oder Ihres Hinterkopfes mit dem Besenstiel verlieren, achten Sie darauf, dass Sie sich aus der Hüfte nach vorn beugen und Ihren unteren Rücken nicht rund machen. Obwohl Ihre Knie leicht angewinkelt sind, beugen Sie sie nicht weiter; bewegen Sie sich stattdessen aus der Hüfte nach vorn.

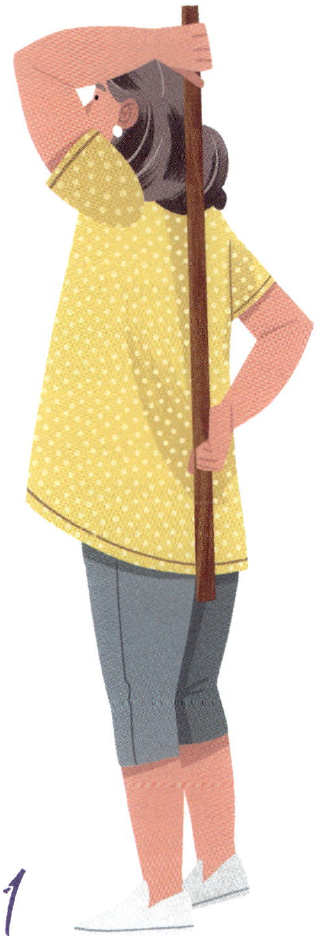

1

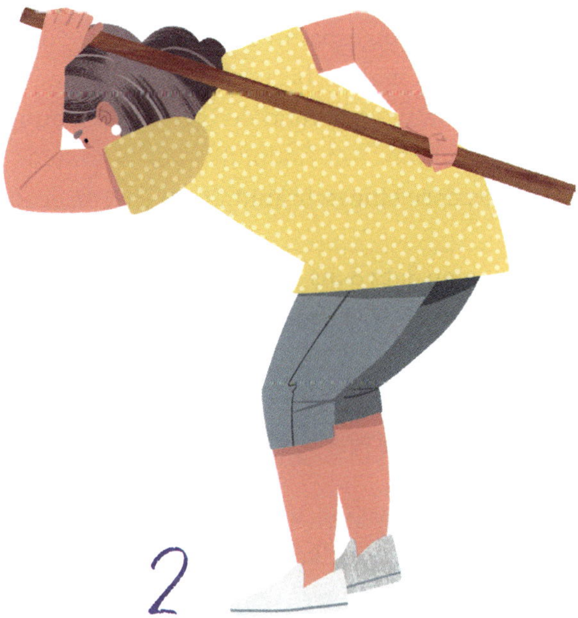

2

Hüftkreisen im Stehen

Trainierte Muskelgruppen: Gesäß, Psoas, Quadrizeps

Viele unserer Bewegungen, wie Gehen und Radfahren, erfolgen in einer geraden Linie, was zu Verspannungen und Schmerzen in der Hüfte führen kann. Hüftkreisen ist eine wunderbare Übung zur Verbesserung der Beweglichkeit, der Kraft und des Gleichgewichts der Hüfte und eignet sich sowohl zum Aufwärmen als auch zum Abwärmen.

1. Aufrecht stehen, den Rumpf und die Muskeln im linken Bein anspannen. Das Körpergewicht auf das linke Bein verlagern.
2. Die Hände vor dem Körper verschränken. Das rechte Knie zur Brust anheben, dann die Hüfte in einer kreisförmigen Bewegung so weit nach außen drehen, wie es noch angenehm ist. Das Knie sollte etwa im 90-Grad-Winkel gebeugt sein. Dann das Bein langsam in die Ausgangsposition zurückbringen.

Für einen Satz 8 bis 12 Wiederholungen pro Seite ausführen. Insgesamt 2 bis 3 Sätze üben mit 30 bis 60 Sekunden Pause zwischen den Sätzen.

Einfache Variante: Stützen Sie sich an einer Wand ab oder führen Sie die Übung im Sitzen aus. Verringern Sie den Bewegungsumfang, indem Sie Ihr Knie nicht so hoch anheben, auch das erleichtert die Übungsausführung.

Herausfordernde Variante: Befestigen Sie ein leichtes Gewicht an Ihrem Knöchel und führen Sie die Übung langsamer aus. Sie können auch mehr Wiederholungen pro Satz machen.

HINWEIS

Stehen Sie aufrecht, während Sie Ihr Knie zur Brust anheben und vermeiden Sie es, Ihren unteren Rücken zu krümmen. Bleiben Sie stabil auf Ihrem Standbein, spannen Sie alle Muskeln an und richten Sie Ihre Hüfte so gerade wie möglich aus.

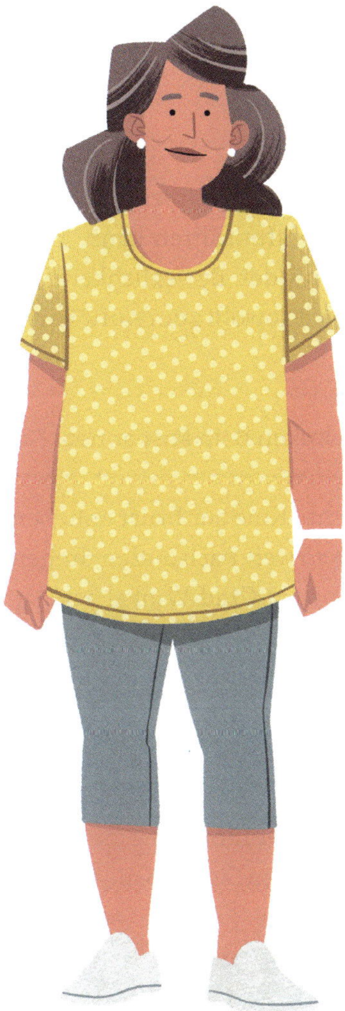

1

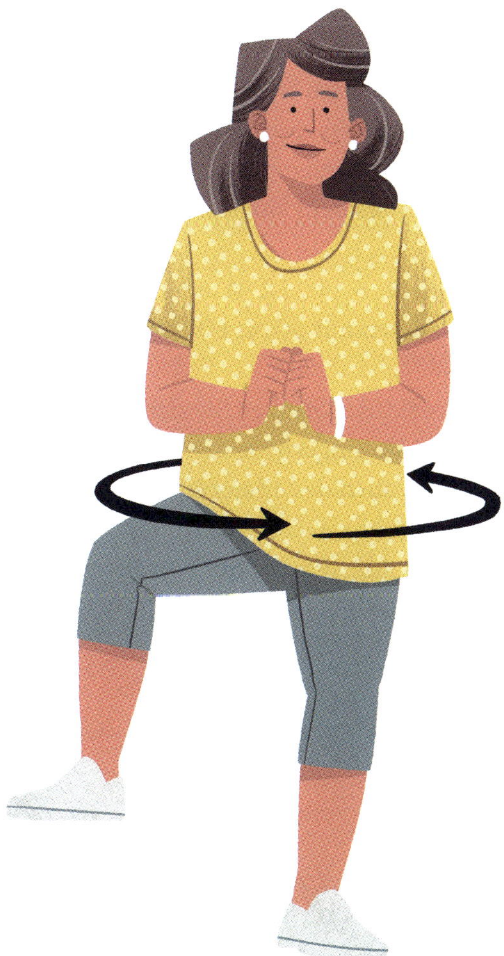

2

Beinbeugen im Stehen

Trainierte Muskelgruppen: Beinbizeps

Diese Übung verbessert die Kraft und Ausdauer Ihres Unterkörpers und hilft, Ihre Knie zu schützen. Stärkere Beinbizepse verleihen Ihnen die nötige Kraft, um einen Fußball zu kicken und Fahrrad zu fahren. Außerdem stützen sie Ihren unteren Rücken beim Bücken und helfen, die korrekte Körperausrichtung beizubehalten und das Verletzungsrisiko zu verringern.

1. Mit der linken Seite neben einer Wand stehen und mit der linken Hand an der Wand abstützen. Rumpf anspannen und das Gewicht auf das linke Bein verlagern.
2. Die Muskeln im linken Bein anspannen, um zusätzlich Stabilität zu erlangen, dann langsam das rechte Knie beugen und die Ferse zum Gesäß anheben. Die Position für 2 bis 3 Sekunden halten, dann mit dem Bein in die Ausgangsposition zurückkehren. Beim Beugen des Knies nicht nach vorn lehnen.

Für einen Satz 8 bis 12 Wiederholungen ausführen. Insgesamt 2 bis 3 Sätze üben mit 30 bis 60 Sekunden Pause zwischen den Sätzen.

Einfache Variante: Halten Sie die Ferse nicht in der kontrahierten Position. Pausieren Sie stattdessen für einen Augenblick und kehren Sie dann in die Ausgangsposition zurück. Beugen Sie Ihr Knie anfangs nur leicht, bis Sie kräftiger geworden sind. Stützen Sie sich an einer Küchentheke ab anstatt an der Wand.

Herausfordernde Variante: Befestigen Sie Gewichte an den Knöcheln, erhöhen Sie die Wiederholungszahl pro Satz und verlängern Sie die Zeit, in der Sie Ihr Knie gebeugt halten, auf 3 bis 5 Sekunden.

HINWEIS

Vermeiden Sie es, Schwung zu nutzen, um Ihre Ferse in Richtung Gesäß zu bewegen. Konzentrieren Sie sich darauf, die Muskeln an der Oberschenkelrückseite langsam und kontrolliert anzuspannen. Falls Sie eine Knieverletzung hatten, können Sie Ihr Knie möglicherweise nicht sehr weit beugen. Wenn Sie den Bewegungsumfang, der Ihnen geblieben ist, optimal ausnutzen, wird es Ihnen dennoch gelingen, Kraft aufzubauen.

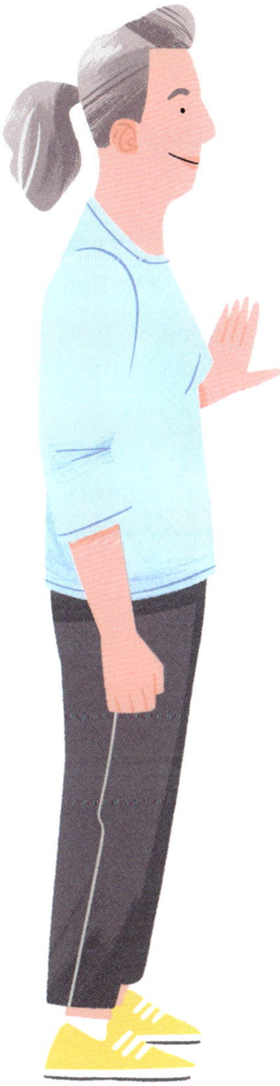

1

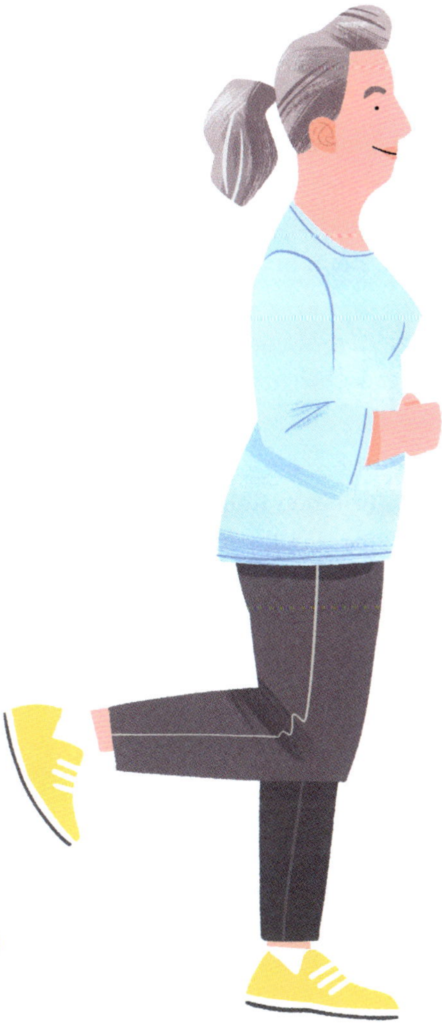

2

Bauerngang

Trainierte Muskelgruppen: Waden, Rumpf, Gesäß, Griffkraft, Beinbizeps, großer Rückenmuskel, Rückenstrecker, Trapezmuskel

Dies ist eine meiner Lieblingsübungen und eignet sich gut zum Aufwärmen. Dabei werden über 200 Muskeln aktiviert, mehrere Muskelgruppen gleichzeitig beansprucht, die allgemeine Kraft und Stabilität verbessert sowie die Fähigkeit geschult, Gegenstände zu tragen. Indem man in jede Hand ein Gewicht nimmt und dann geht, ahmt man Aktivitäten aus dem echten Leben nach, zum Beispiel schwere Lebensmittel oder Gepäck tragen oder eine Schubkarre schieben.

1. Aufrecht stehen, den Rumpf anspannen, die Arme seitlich am Körper, in jeder Hand ein Gewicht halten.
2. Langsam eine bestimmte Distanz vorwärtslaufen, etwa 15 bis 20 Schritte. Umdrehen, zurückgehen und die Gewichte absetzen. Zwischen den Sätzen 30 bis 60 Sekunden pausieren und das Ganze 2- oder 3-mal wiederholen.

Einfache Variante: Beginnen Sie mit leichteren Gewichten in jeder Hand und begrenzen Sie die Anzahl Ihrer Schritte.

Herausfordernde Variante: Tragen Sie schwerere Gewichte in Ihren Händen und fügen Sie pro Satz mehr Schritte hinzu. Wenn Sie ein gutes Gleichgewicht haben, können Sie Ihrem Weg Treppenstufen hinzufügen.

HINWEIS

Tragen Sie festes Schuhwerk und stellen Sie sich auf einen rutschfesten Boden. Bewegen Sie sich gleichmäßig, vermeiden Sie schnelle oder ruckartige Bewegungen und beginnen Sie mit leichteren Gewichten. Die Griffstärke kann ein limitierender Faktor sein, bis Sie Ihre Kraft gesteigert haben. Vermeiden Sie es, sich nach vorn zu lehnen, und halten Sie die Gewichte eng am Körper.

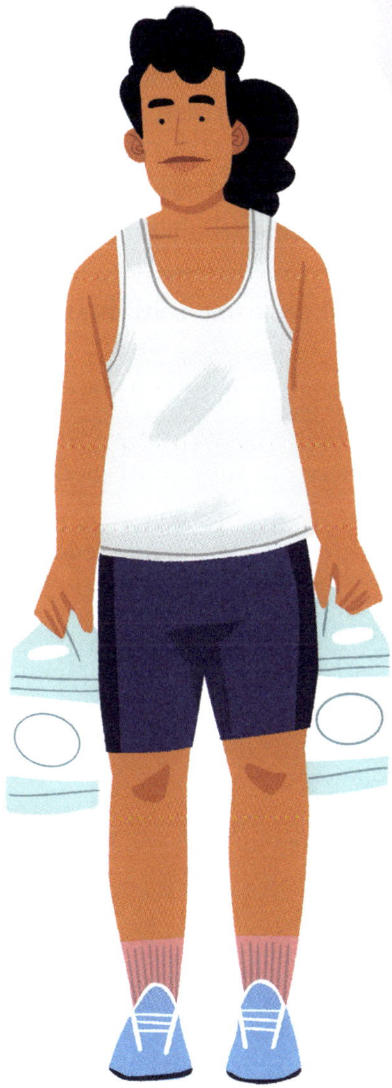

Aufsteiger

Trainierte Muskelgruppen: Waden, Gesäß, Beinbizeps, Quadrizeps

Aufsteiger sind eine äußerst funktionelle Übung zur Kräftigung der Beine mit praktischen Auswirkungen. Selbst wenn Sie zu Hause vielleicht keine Treppen benutzen müssen, tragen Sie dazu bei, Ihre Kraft und Unabhängigkeit zu erhalten, indem Sie Treppen hoch- und hinuntergehen und somit auch Orte erreichen können, wo es keinen Aufzug gibt.

1. Vor einer Treppe stehen, das Treppengeländer nutzen, um das Gleichgewicht zu halten, mit dem rechten Fuß hinaufsteigen, dann mit dem linken.
2. Mit dem rechten Fuß hinabsteigen, dann mit dem linken. Den Ablauf 8- bis 10-mal wiederholen, mit dem rechten Bein beginnen. Dann wechseln und mit dem linken Bein beginnen.

2 bis 3 Sätze pro Bein ausführen und zwischen den Sätzen 30 bis 60 Sekunden pausieren.

Einfache Variante: Suchen Sie sich eine kleinere Stufe oder verringern Sie die Wiederholungszahlen pro Satz. Wenn Sie zu Hause keine Treppe haben, weichen Sie auf einen Park oder ein öffentliches Gebäude mit Treppen und einem Treppengeländer aus. Auf der Stelle zu marschieren ist eine großartige Alternative.

Herausfordernde Variante: Halten Sie ein leichteres Gewicht in Ihrer Hand oder fügen Sie jedem Satz weitere Schritte hinzu. Wenn Sie ein gutes Gleichgewicht haben, können Sie in jeder Hand ein Gewicht halten.

HINWEIS

Setzen Sie Ihre Beinmuskeln ein, um Ihren Körper auf die Stufe zu heben, anstatt sich mit den Zehen abzustoßen oder Schwung zu nutzen. Wenn es Ihnen schwerfällt, mit einem bestimmten Bein eine Stufe hinaufzusteigen, machen Sie ein paar zusätzliche Wiederholungen auf der schwächeren Seite, um dort die Kraft zu steigern.

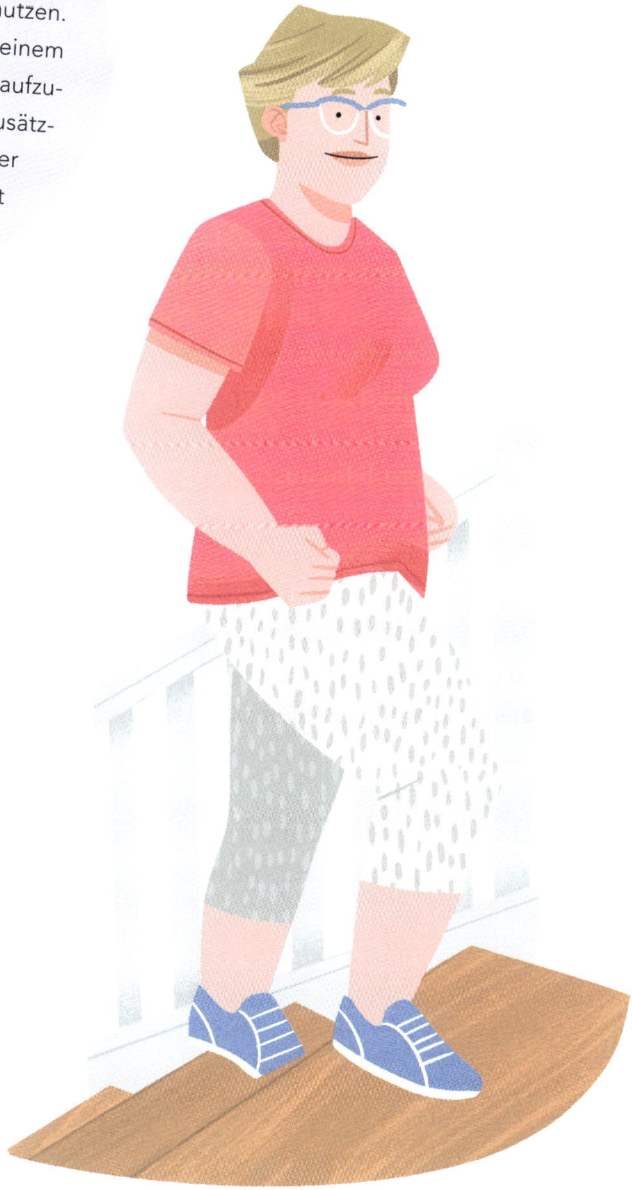

Power-Boxen

Trainierte Muskelgruppen: Bizeps, Rumpf, Schulter, Brust, Trizeps

Bei einer Power-Übung geht es darum, explosive Kraft zu erzeugen und die Muskelkraft sowie Geschwindigkeit zu maximieren. Power-Übungen helfen, die kognitive Funktion zu erhöhen, Stürze durch die Verbesserung von Gleichgewicht und Stabilität zu reduzieren, Muskelmasse und Kraft zu steigern und die kardiorespiratorische Gesundheit zu unterstützen. Außerdem macht es Spaß, zu boxen!

1. Mit versetzten Beinen stehen, das linke Bein ist vorn, das rechte hinten. In jeder Hand ein leichtes Gewicht halten, die Ellenbogen beugen und die Gewichte vor der Brust halten.
2. Aufrecht stehen und den Rumpf anspannen. Abwechselnd mit der linken und der rechten Faust einen Stoß ausführen, dabei den Oberkörper mitdrehen. Schnell boxen, aber mit niedriger Intensität beginnen und diese mit der Zeit schrittweise erhöhen. Das erlaubt es dem Körper, sich anzupassen, und das Verletzungsrisiko wird verringert.

Mit jedem Arm 8- bis 10-mal boxen, dann die Position der Beine wechseln und weitere 8 bis 10 Wiederholungen ausführen. Das entspricht einem Satz auf jeder Seite. Versuchen Sie, 2 oder 3 Sätze pro Seite auszuführen, mit 30 bis 60 Sekunden Pause zwischen den Sätzen.

Einfache Variante: Verwenden Sie leichtere Gewichte, verlangsamen Sie die Geschwindigkeit der Boxstöße oder verringern Sie die Wiederholungszahlen pro Satz.

Herausfordernde Variante: Halten Sie schwerere Gewichte in Ihren Händen und fügen Sie pro Satz weitere Boxstöße hinzu. Erhöhen Sie langsam die Intensität und die Geschwindigkeit.

HINWEIS

Beim Aufbau von Power liegt der Schwerpunkt auf explosiven Bewegungen, was bedeutet, dass Sie in jeden Schlag so viel Kraft wie möglich legen. Es ist wichtig, das in einem offenen Bereich zu üben, um zu vermeiden, dass etwas kaputtgeht, und um die Sicherheit zu gewährleisten. Beginnen Sic langsam und arbeiten Sie an Ihrer Präzision, indem Sie in einer geraden Linie schlagen und nicht quer vor Ihrem Körper. Hören Sie auf Ihren Körper und überfordern Sie sich anfangs nicht.

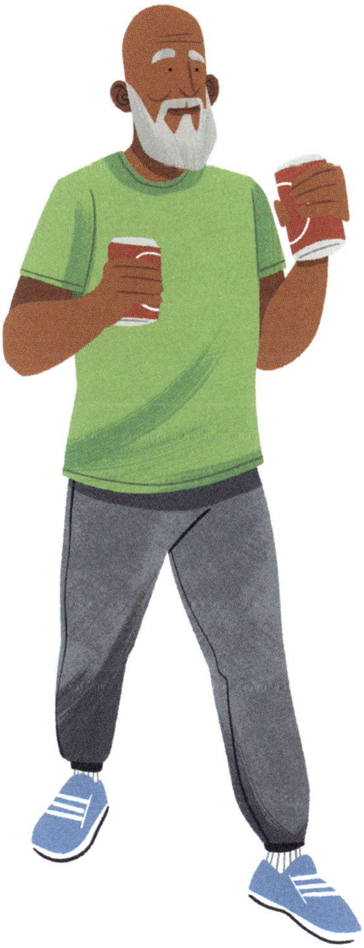

1

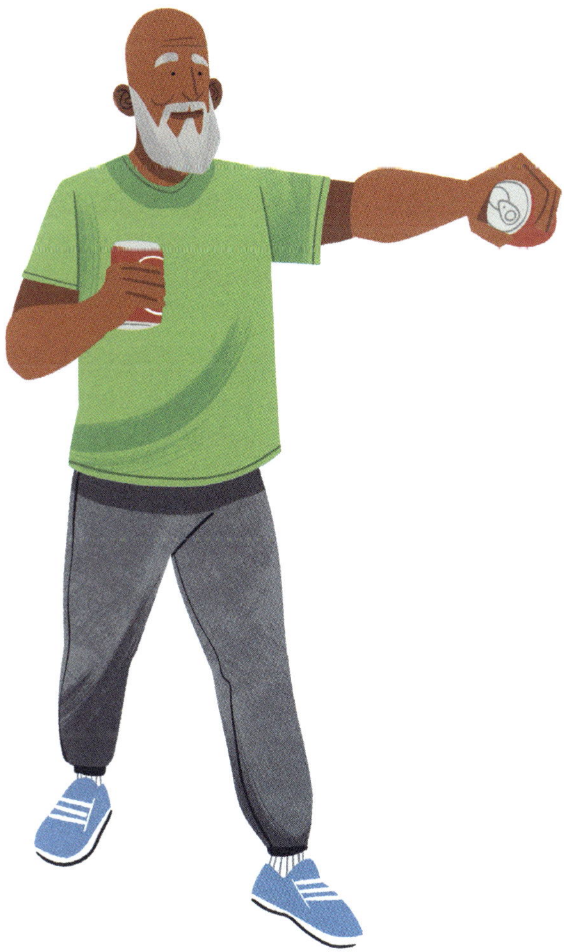

2

Liegestütz an der Wand

Trainierte Muskelgruppen: Schulter, Brust, Trizeps

Der Liegestütz an der Wand ist eine Übung, an der mehrere Gelenke beteiligt sind und die Ihre Brust, Schultern und Arme in Kraftpakete verwandelt. Diese einfache Übung hilft Ihnen, schwere Türen aufzustoßen, und erleichtert Ihnen beim nächsten Einkauf den Umgang mit einem vollen Einkaufswagen.

1. Eine Wand wählen, vor der ausreichend Platz ist, um während der Übung die Arme frei zu strecken. Aufrecht stehen und die Handflächen etwas niedriger als Schulterhöhe an der Wand platzieren.
2. Die Ellenbogen anwinkeln und gegen die Wand lehnen, bis sie etwa im 90-Grad-Winkel gebeugt sind. Kurz vor der Wand die Position für 1 Sekunde halten, dann in die Ausgangsposition zurückdrücken.

Für einen Satz 8 bis 12 Wiederholungen ausführen. Insgesamt 2 bis 3 Sätze üben mit 30 bis 60 Sekunden Pause zwischen den Sätzen.

Einfache Variante: Stellen Sie sich näher an die Wand und verkürzen Sie den Bewegungsumfang, sodass Sie Ihre Ellenbogen nicht so stark beugen müssen.

Herausfordernde Variante: Stellen Sie sich weiter von der Wand weg. Mit zunehmender Kraft können Sie eine niedrigere Oberfläche wählen, zum Beispiel eine Küchentheke, um Ihre Muskeln intensiver zu beanspruchen.

1

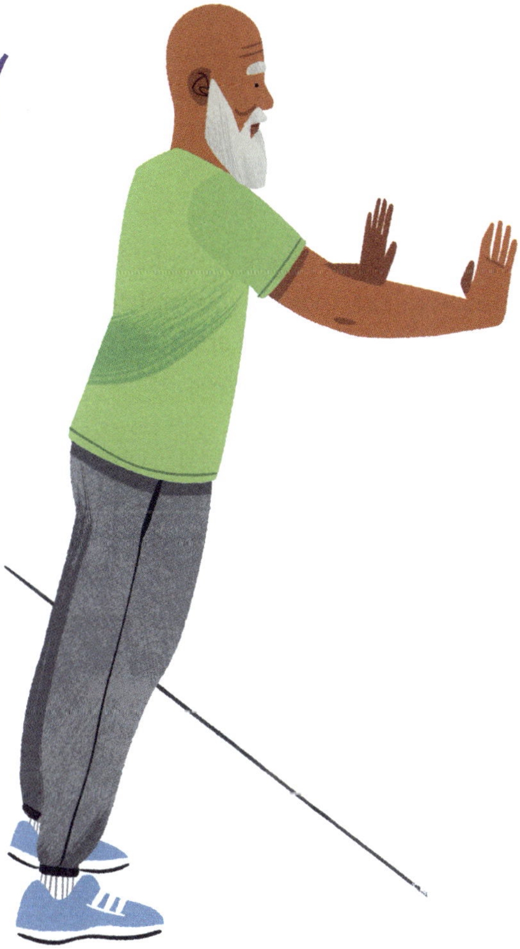

2

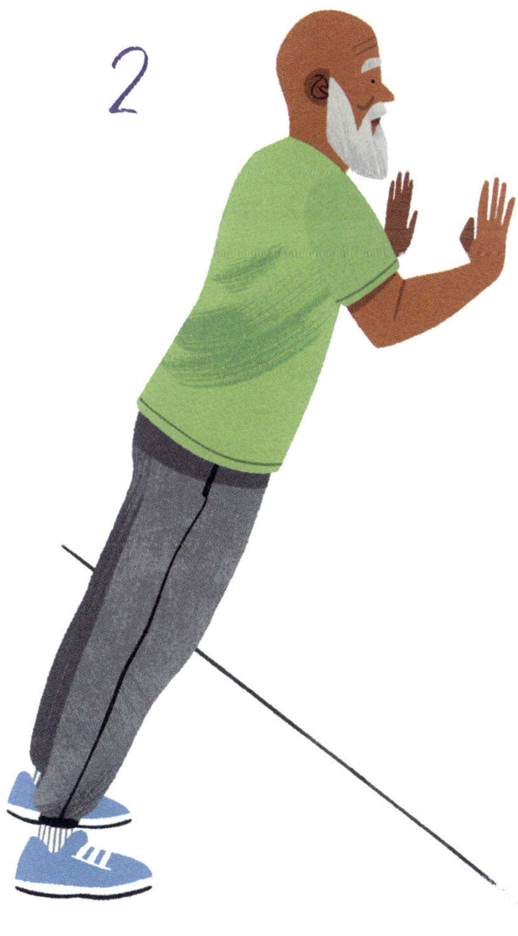

HINWEIS

Bilden Sie mit Ihrem Körper während der gesamten Übung eine gerade Linie, um Nacken- und Rückenschmerzen zu vermeiden. Ziehen Sie Ihre Schultern nach hinten und unten, um die Schulterblattmuskeln anzuspannen. Heben Sie Ihre Fersen leicht an, wenn Sie Verspannungen in Ihren Wadenmuskeln spüren, während Sie sich der Wand nähern.

Trizeps-Kickbacks

Trainierte Muskelgruppen: hintere Schulter, Trizeps

Mit diesen Kickbacks bauen Sie Muskelmasse und Kraft in Ihren Oberarmen auf. Wenn Ihnen Tätigkeiten wie das Aufstehen von einem niedrigen Stuhl oder das Ablegen von Gegenständen im obersten Regal eines Schranks aufgrund schwacher Arme manchmal schwerfallen, werden diese Bewegungen durch die Kräftigung Ihrer Trizepse wesentlich einfacher und sicherer.

1. Mit versetzten Beinen neben einem Tisch oder Stuhl stehen, das linke Bein ist vorn, das rechte hinten. Mit der linken Hand abstützen, den Rücken gerade halten, aus der Hüfte nach vorn beugen. Ein leichtes Gewicht in der rechten Hand halten, der Ellenbogen ist im 90-Grad-Winkel gebeugt. Den Ellenbogen heben, bis er sich hinter der Schulter und parallel zum Boden befindet.
2. Langsam den Arm strecken, den Ellenbogen eng an der Körperseite halten. Für 1 bis 2 Sekunden mit vollständig gestrecktem Ellenbogen pausieren, dann den Ellenbogen langsam in die Ausgangsposition zurückbeugen.

Für einen Satz 8 bis 12 Wiederholungen ausführen. Insgesamt 2 bis 3 Sätze üben mit 30 bis 60 Sekunden Pause zwischen den Sätzen.

Einfache Variante: Verwenden Sie leichtere Gewichte und halten Sie die kontrahierte Position nicht. Pausieren Sie stattdessen für einen Augenblick und beugen Sie dann langsam Ihren Ellenbogen, um in die Ausgangsposition zurückzukehren.

Herausfordernde Variante: Verwenden Sie schwerere Gewichte und halten Sie die kontrahierte Position für 3 bis 5 Sekunden, bevor Sie Ihren Ellenbogen wieder beugen. Stellen Sie Ihr Gleichgewicht auf die Probe, indem Sie die Übung ausführen, ohne sich auf einem Stuhl abzustützen. Sie können auch beide Arme gleichzeitig trainieren.

HINWEIS

Halten Sie Ihre Ellenbogen während der gesamten Übung eng an Ihren Körperseiten, um Ihren Trizeps effektiver zu beanspruchen und Ihre Schultern zu schonen. Wenn Sie eine Belastung im unteren Rücken spüren, beenden Sie die Übung und achten Sie darauf, sich richtig aus der Hüfte zu beugen und Ihren unteren Rücken nicht zu krümmen.

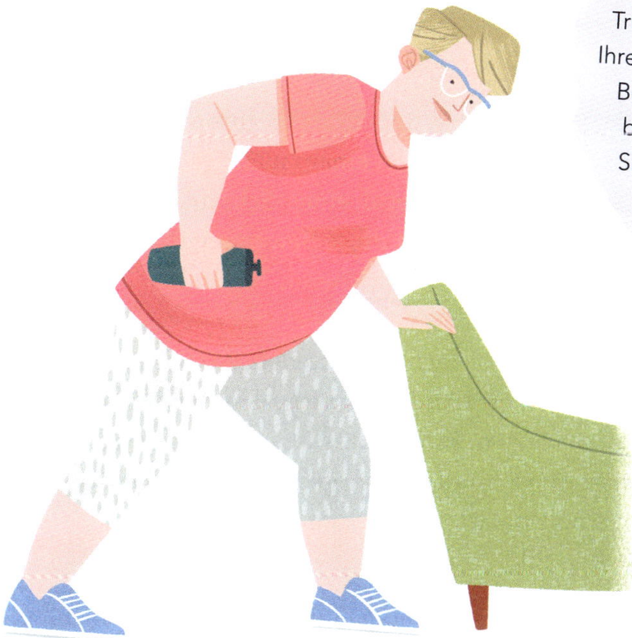

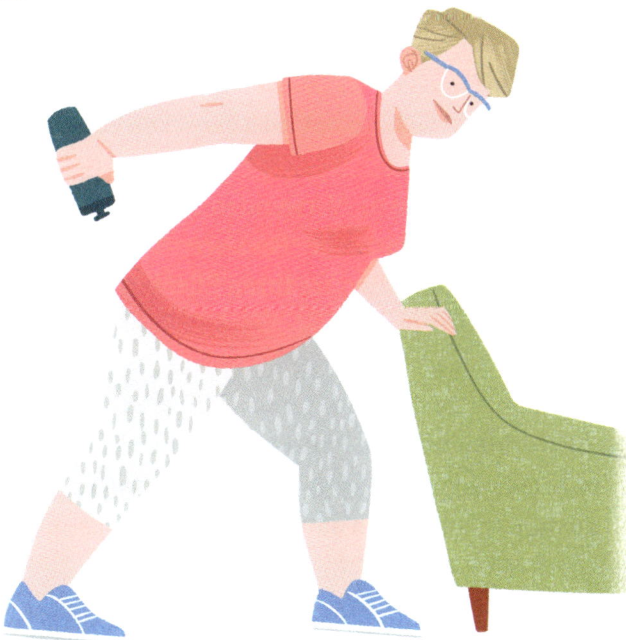

2

Rudern im Stehen

Trainierte Muskelgruppen: Bizeps, großer Rückenmuskel, hintere Schulter

Machen Sie sich im Garten gerne die Hände schmutzig? Diese Übung ist Ihre Eintrittskarte zu schmerzfreiem Gärtnern. Rudern im Stehen hilft Ihnen, Gegenstände vom Boden aufzuheben, Ihren Rasenmäher zu starten, Unkraut zu jäten, Ihre Schubkarre zu schieben, und erleichtert sogar das Staubsaugen. Wenn Sie die Kraft in Ihren Armen und Ihrem oberen Rücken steigern, verbessert das auch Ihre Körperhaltung und verringert das Risiko von Schulterverletzungen.

1. Mit versetzten Beinen neben einem Tisch oder Stuhl stehen, das linke Bein ist vorn, das rechte Bein hinten. Ein leichtes Gewicht in der rechten Hand halten, der Ellenbogen ist gestreckt. Mit der linken Hand auf dem Tisch oder Stuhl abstützen, den Rücken gerade halten, aus der Hüfte nach vorn beugen.
2. Den rechten Ellenbogen eng am Körper halten, den Ellenbogen langsam beugen, dann das Gewicht zur Brust führen. Am höchsten Punkt der Bewegung die Position für 1 bis 2 Sekunden halten, dann in die Ausgangsposition zurückkehren.

Für einen Satz 8 bis 12 Wiederholungen ausführen. Insgesamt 2 bis 3 Sätze üben mit 30 bis 60 Sekunden Pause zwischen den Sätzen.

Einfache Variante: Verwenden Sie leichtere Gewichte und halten Sie die kontrahierte Position nicht. Pausieren Sie stattdessen für einen Augenblick und strecken Sie dann langsam Ihren Arm, um in die Ausgangsposition zurückzukehren. Beugen Sie Ihre Ellenbogen anfangs nur leicht, bis Sie genügend Kraft aufgebaut haben.

Herausfordernde Variante: Verwenden Sie schwerere Gewichte und halten Sie die kontrahierte Position für 3 bis 5 Sekunden, bevor Sie in die Ausgangsposition zurückkehren. Führen Sie die Übung aus, ohne sich auf einem Stuhl abzustützen, um Ihr Gleichgewicht auf die Probe zu stellen. Sie können auch beide Arme gleichzeitig trainieren.

HINWEIS

Halten Sie Ihre Ellenbogen während der gesamten Übung eng an Ihren Körperseiten. Wenn Sie eine Belastung im unteren Rücken spüren, beenden Sie die Übung und achten Sie darauf, sich korrekt aus der Hüfte zu beugen und Ihren unteren Rücken nicht zu krümmen. Vermeiden Sie es, nach oben zu schauen, und konzentrieren Sie sich darauf, dass Ihr Kopf mit Ihrem Rücken eine gerade Linie bildet.

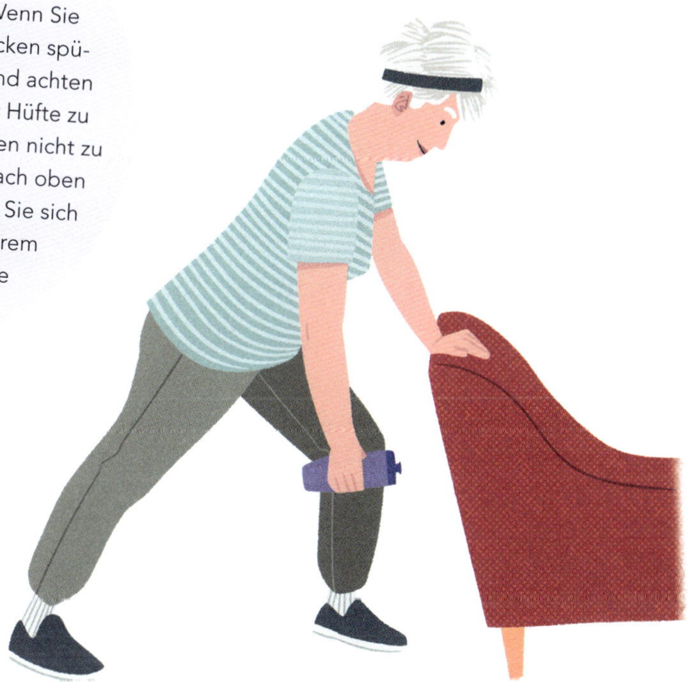

1

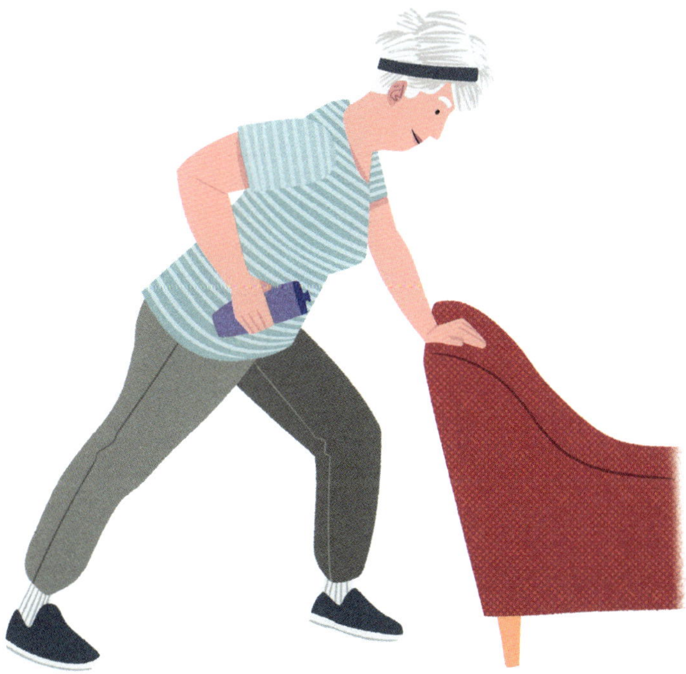

2

Seitheben

Trainierte Muskelgruppen: seitliche Schulter, Rotatorenmanschette, oberer Trapezmuskel

Bereiten Sie sich darauf vor, die Anforderungen des Lebens mit kräftigen, verletzungsresistenten Schultern und einer stabilen Körperhaltung zu meistern. Diese Übung ist ideal, um die Kraft und Ausdauer Ihrer Schultern zu steigern. Mit stärkeren Schultern werden Aktivitäten des täglichen Lebens deutlich einfacher, zum Beispiel Lebensmittel in den Kofferraum eines Autos heben oder Pflanzen gießen.

1. Aufrecht auf einem Stuhl sitzen, die Füße sind flach auf dem Boden. In jeder Hand ein leichtes Gewicht halten, die Handflächen zeigen nach innen und die Arme hängen seitlich am Körper.
2. Die Arme nun langsam seitlich anheben bis auf Schulterhöhe, anschließend wieder senken.

Für einen Satz 8 bis 12 Wiederholungen ausführen. Insgesamt 2 bis 3 Sätze üben mit 30 bis 60 Sekunden Pause zwischen den Sätzen.

Einfache Variante: Verwenden Sie leichtere Gewichte oder verzichten Sie ganz darauf. Reduzieren Sie den Bewegungsumfang, indem Sie Ihre Arme nicht so weit anheben, und verlängern Sie die Pausen zwischen den Sätzen.

Herausfordernde Variante: Verwenden Sie schwerere Gewichte, halten Sie die kontrahierte Position für 3 bis 5 Sekunden, bevor Sie Ihre Arme senken, oder führen Sie die Bewegung langsamer aus, um die Zeit unter Spannung zu erhöhen.

HINWEIS

Achten Sie darauf, dass Ihre Schultern während der Bewegung hinten und unten bleiben, um den Nacken zu entlasten. Falls Sie Schulterschmerzen spüren, führen Sie Ihre Arme leicht nach vorn. Heben Sie Ihre Arme nicht über Schulterhöhe, um die Muskeln Ihrer Rotatorenmanschetten nicht zu überlasten.

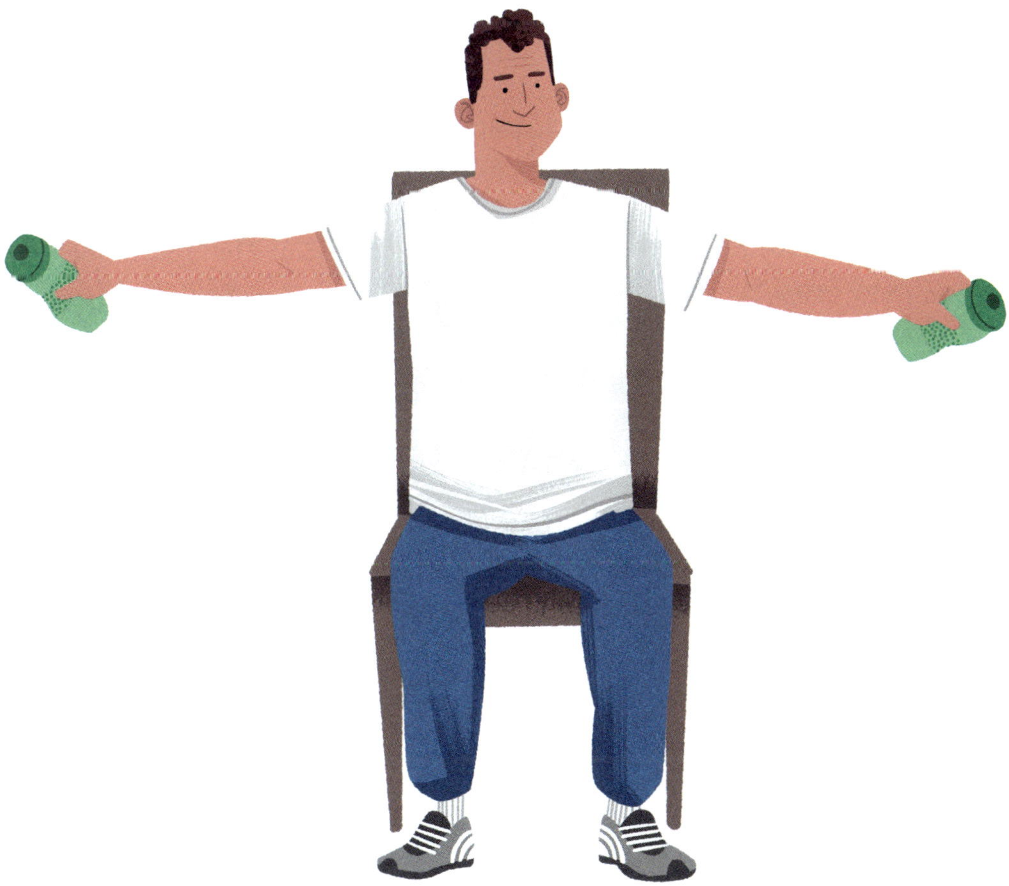

Bizeps-Curls

Trainierte Muskelgruppen: Bizeps, Unterarme, Griffkraft, Handgelenke

Bizeps-Curls stärken Ihre Arme und Handgelenke und verbessern Ihre Griffkraft. Aufgrund der größeren Armkraft werden Aktivitäten des täglichen Lebens deutlich einfacher, zum Beispiel Lebensmittel tragen oder im Garten Unkraut jäten. Sie können sich auch aufs Wasser begeben und mit Ihrer neu entdeckten Armkraft das Paddleboarding meistern.

1. Zuerst zwei leichte Gewichte vorbereiten, zum Beispiel gefüllte Wasserflaschen. Aufrecht hinsetzen, die Füße schulterbreit auseinanderstellen und in jeder Hand ein Gewicht halten.
2. Die Gewichte durch Beugen der Ellenbogen langsam zu den Schultern heben, die Ellenbogen dabei eng am Körper anliegen lassen. Wenn die Ellenbogen vollständig gebeugt sind, die Position für 1 Sekunde halten, dann langsam in die Ausgangsposition zurückkehren.

Für einen Satz 8 bis 12 Wiederholungen ausführen. Insgesamt 2 bis 3 Sätze üben mit 30 bis 60 Sekunden Pause zwischen den Sätzen.

Einfache Variante: Beginnen Sie mit leichteren Gewichten, zum Beispiel mit einer Suppendose in jeder Hand. Wenn nötig, lehnen Sie sich auf einem Stuhl zurück, um Ihren Rücken zu stützen, bis Sie genügend Rumpfkraft aufgebaut haben.

Herausfordernde Variante: Verwenden Sie schwerere Gewichte, zum Beispiel eine 2,5-Kilogramm-Kurzhantel in jeder Hand, und führen Sie die Übung im Stehen aus. Sie können auch versuchen, auf einem Bein zu stehen, um gleichzeitig Ihre Balance und Ihre Arme zu trainieren.

HINWEIS

Setzen Sie sich aufrecht hin, mit geradem Rücken und entspannten Schultern, um eine Belastung des Nackens oder des unteren Rückens zu vermeiden. Stellen Sie sich vor, dass Sie Ihre Schulterblätter nach hinten und unten »in Ihre Gesäßtasche« legen. Das hilft, die Muskeln Ihres oberen Rückens anzuspannen und Ihre Körperhaltung zu verbessern.

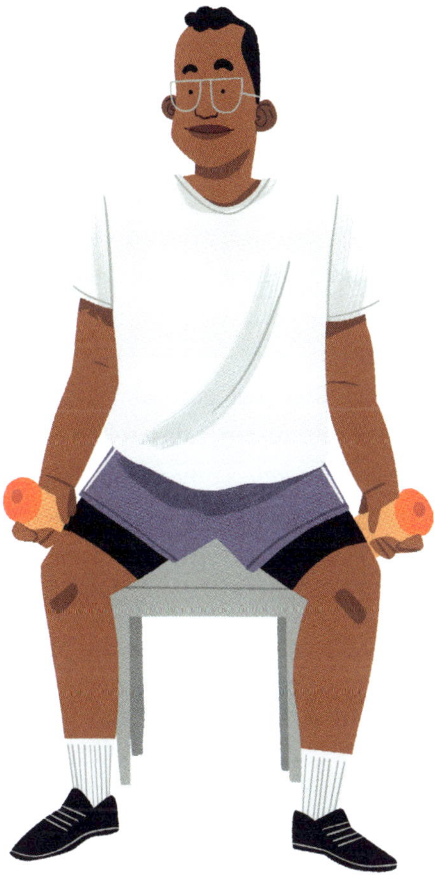

1

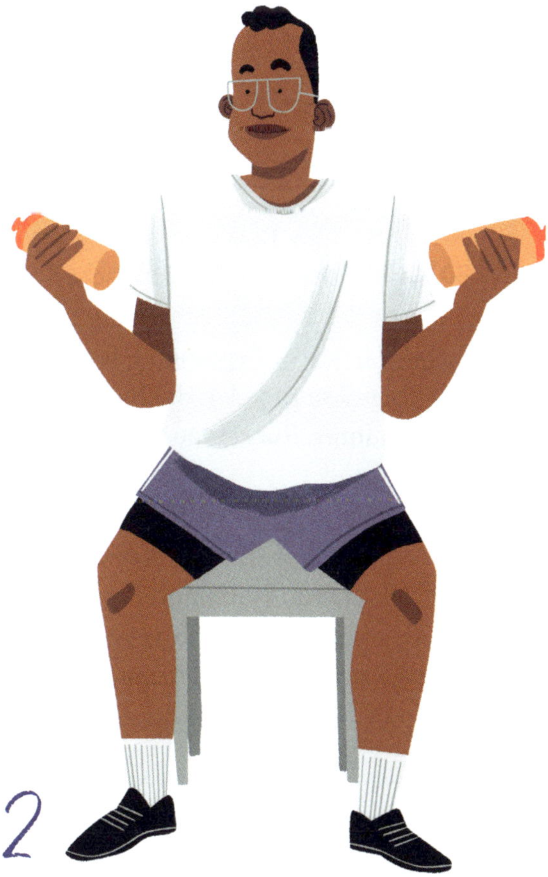

2

Schulterheben

Trainierte Muskelgruppen: Schultern, Nacken, oberer Trapezmuskel

Die oberen Trapezmuskeln sind bei vielen Menschen überlastet, was zu Verspannungen und Schmerzen führt. Schulterheben ist die Rettung! Diese einfache, aber sehr effektive Übung hilft, Nacken- und Schulterverspannungen zu reduzieren, die Körperhaltung zu verbessern und die Beweglichkeit der Schultern zu erhöhen. Schulterheben kann jederzeit und überall ausgeführt werden und ist daher eine ausgezeichnete Übung, die Sie in Ihren Alltag integrieren oder zum Aufwärmen nutzen können.

1. Auf einem Stuhl sitzen, Füße schulterbreit auseinanderstellen. Die Arme hängen seitlich am Körper. In jeder Hand ein leichtes Gewicht halten.
2. Die Ellenbogen gerade lassen, beide Schultern langsam zu den Ohren anziehen, die Position für 1 bis 2 Sekunden halten, dann in die Ausgangsposition zurückkehren.

Für einen Satz 8 bis 12 Wiederholungen ausführen. Insgesamt 2 bis 3 Sätze üben mit 30 bis 60 Sekunden Pause zwischen den Sätzen.

Einfache Variante: Beginnen Sie ohne Gewichte, verwenden Sie nur das Eigengewicht Ihrer Arme. Beschränken Sie außerdem den Bewegungsumfang, indem Sie Ihre Schultern nur leicht anheben.

Herausfordernde Variante: Nehmen Sie schwerere Gewichte in die Hände und halten Sie die Position am höchsten Punkt der Bewegung für 3 bis 5 Sekunden. Führen Sie die Übung im Stehen aus oder balancieren Sie dabei auf einem Bein, um gleichzeitig Ihr Gleichgewicht zu trainieren.

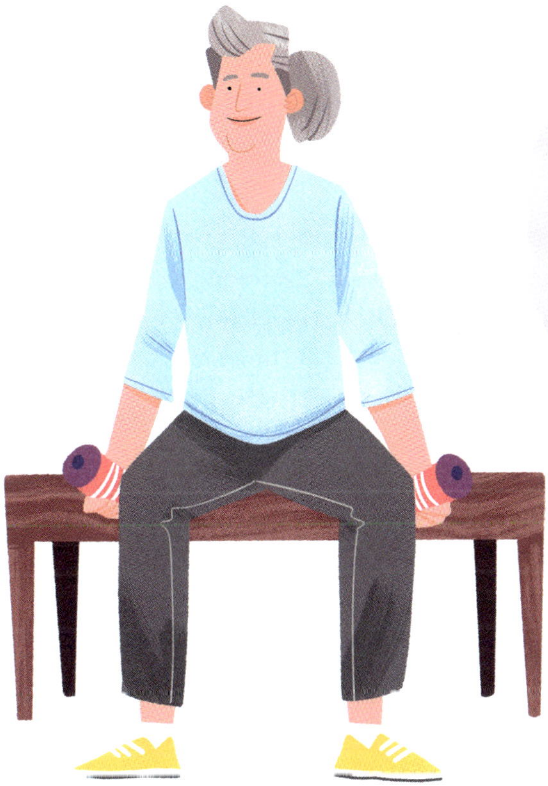

1

HINWEIS

Konzentrieren Sie sich auf die korrekte Ausführung, indem Sie aufrecht sitzen und Ihre Schulterblätter zusammenziehen, um die Körperhaltung zu verbessern. Während der Übung gleichmäßig atmen.

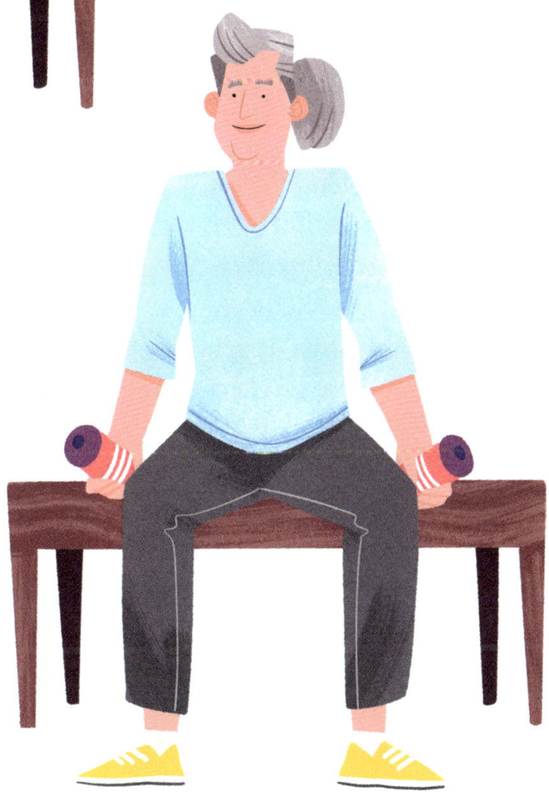

2

Frontheben

Trainierte Muskelgruppen: vordere Schulter, Bizeps, Unterarme, Trapezmuskel

Fällt es Ihnen schwerer, Wasserflaschen zu heben? Kräftige Schultern verbessern Ihre Fähigkeit, Gegenstände aus hohen Regalen oder Schränken zu erreichen und zu greifen – was Alltagsaufgaben erleichtert und Ihrem Golfschwung mehr Geschwindigkeit verleiht. Darüber hinaus schützt Sie eine stärkere Schulterpartie vor Verletzungen, schont Ihre Gelenke und macht Sie belastbarer.

1. Aufrecht auf einem Stuhl sitzen, Rumpf anspannen, die Füße stehen flach auf dem Boden, die Arme hängen seitlich am Körper. Ein leichtes Gewicht in jeder Hand halten, zum Beispiel eine gefüllte Wasserflasche.
2. Langsam beide Arme gerade vor dem Körper anheben, bis sie sich auf Schulterhöhe befinden, die Handflächen zeigen nach unten. Für 1 bis 2 Sekunden halten, dann langsam in die Ausgangsposition zurückkehren.

Für einen Satz 8 bis 12 Wiederholungen ausführen. Insgesamt 2 bis 3 Sätze üben mit 30 bis 60 Sekunden Pause zwischen den Sätzen.

Einfache Variante: Verwenden Sie leichte oder keine Gewichte und heben Sie Ihre Arme nicht so hoch an. Sie können diese Übung auch mit jeweils nur einem Arm ausführen.

Herausfordernde Variante: Verwenden Sie schwerere Gewichte und halten Sie die kontrahierte Position für 3 bis 5 Sekunden, bevor Sie Ihre Arme senken. Um Ihr Gleichgewicht herauszufordern, können Sie während der Übung stehen oder sogar auf einem Bein balancieren.

HINWEIS

Ziehen Sie Ihre Schultern während der gesamten Übung nach hinten und unten, um den oberen Rücken zu kräftigen und die Körperhaltung zu verbessern. Vermeiden Sie es, Ihre Arme zu schwingen oder Schwung zu nutzen, um die Gewichte zu heben; achten Sie stattdessen auf langsame und kontrollierte Bewegungen. Denken Sie daran, beim Heben der Arme auszuatmen und beim Senken einzuatmen.

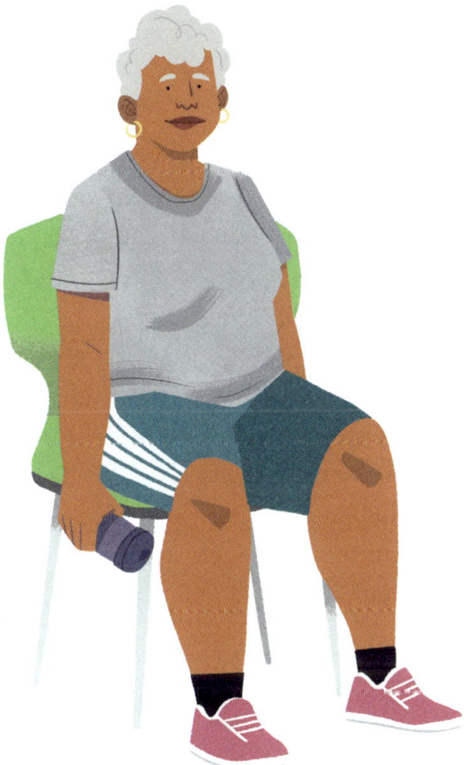

1

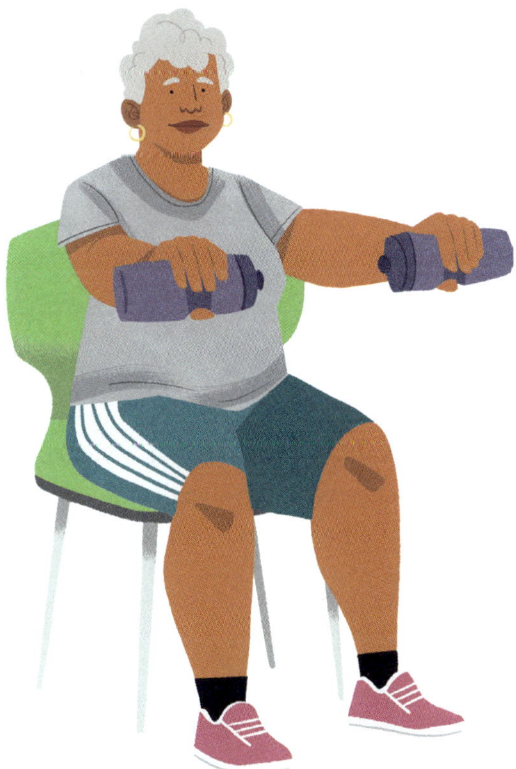

2

Armkreisen

Trainierte Muskelgruppen: seitliche Schulter, Rotatorenmanschette, Trapezmuskel

Mit dieser Übung entfesseln Sie die Kraft Ihrer Schultern. Sie verbessert die Beweglichkeit, Flexibilität und Muskelausdauer der Schultern und wird alltägliche Aktivitäten wie Schwimmen, Tai-Chi oder Basketball-Dribblings leichter und weniger anstrengend machen.

1. Mit korrekter aufrechter Körperhaltung auf einem Stuhl sitzen, die Füße flach auf dem Boden, den Rumpf anspannen. Mit einem leichten Gewicht in jeder Hand die Arme seitlich auf Schulterhöhe ausstrecken.
2. Die Arme langsam in kleinen Kreisen bewegen. Die Kreise schrittweise vergrößern, dabei innerhalb eines angenehmen Bewegungsumfangs bleiben.

Für einen Satz 8 bis 12 Umdrehungen ausführen. Darauf achten, die Richtung zu ändern und dass die Handflächen nach vorn zeigen. Insgesamt 2 bis 3 Sätze üben mit 30 bis 60 Sekunden Pause zwischen den Sätzen.

Einfache Variante: Verwenden Sie leichte oder keine Gewichte und heben Sie Ihre Arme nicht zu hoch. Machen Sie kleinere Kreise und verlangsamen Sie das Tempo, indem Sie längere Pausen zwischen den Sätzen einlegen.

Herausfordernde Variante: Verwenden Sie schwerere Gewichte, erhöhen Sie die Anzahl der Umdrehungen pro Satz und steigern Sie schrittweise die Geschwindigkeit. Sie können die Übung auch im Stehen ausführen, um gleichzeitig Ihr Gleichgewicht zu trainieren.

HINWEIS

Ziehen Sie Ihre Schultern während der gesamten Übung nach hinten und unten, um die Übung korrekt auszuführen und Schulterbelastungen vorzubeugen. Konzentrieren Sie sich darauf, Ihre Arme gerade zu halten und während der Übung ein kontrolliertes Tempo beizubehalten.

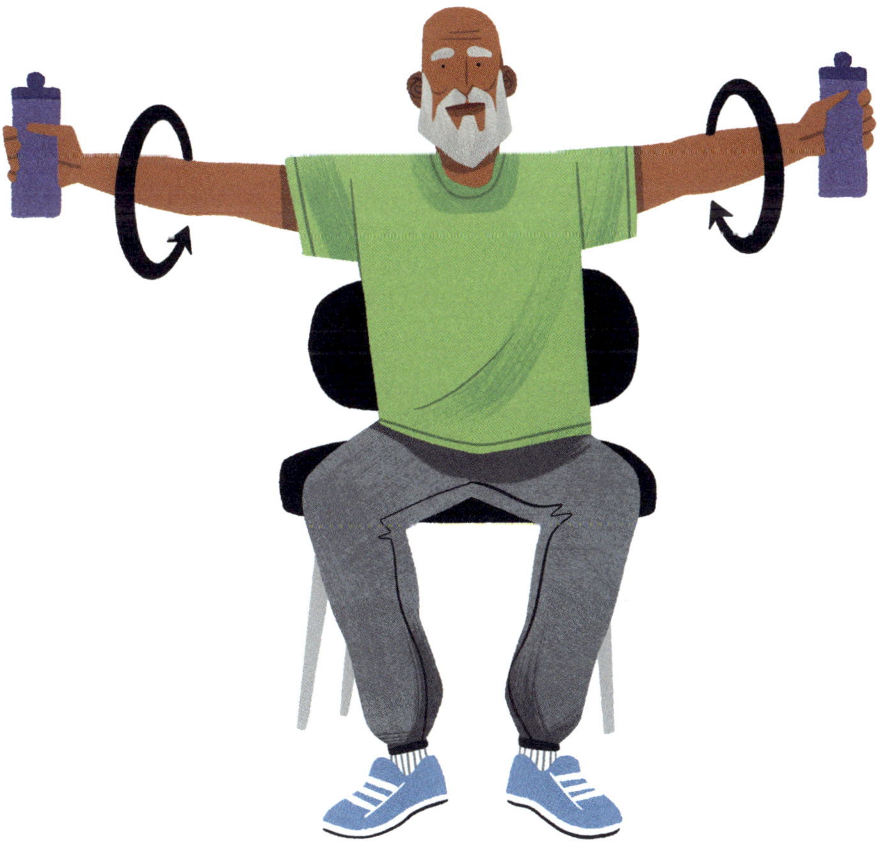

Schulterblätter zusammenziehen

Trainierte Muskelgruppen: seitliche Schulter, Rotatorenmanschette, Trapezmuskel

Viele Yogaposen und Pilatesübungen erfordern, dass man sich mit den Armen ausbalanciert oder Positionen über Kopf einnimmt. Eine gute Schulterstabilität und -kontrolle ist dabei entscheidend. Eine kräftige Rotatorenmanschette bietet die nötige Unterstützung, um diese Positionen korrekt zu halten und Verletzungen am Schultergelenk vorzubeugen. Wenn Sie sich auf die Kräftigung dieser wichtigen Muskeln konzentrieren, schützen Sie Ihre Schultern und können weiterhin das tun, was Sie lieben.

1. Mit korrekter aufrechter Körperhaltung auf einem Stuhl sitzen, die Füße flach auf dem Boden, Rumpf anspannen. Ein leichtes Gewicht in jeder Hand halten und die Ellenbogen im 90-Grad-Winkel beugen.
2. Die Ellenbogen eng am Körper lassen, die Schultern nach außen drehen, sodass die Unterarme vom Körper wegzeigen. Die Position für 1 bis 2 Sekunden halten und dabei die Schulterblätter zusammenziehen, dann in die Ausgangsposition zurückkehren.

Für einen Satz 8 bis 12 Wiederholungen ausführen. Insgesamt 2 bis 3 Sätze üben mit 30 bis 60 Sekunden Pause zwischen den Sätzen.

Einfache Variante: Beginnen Sie mit leichteren Gewichten oder ganz ohne Gewichte. Begrenzen Sie außerdem die Auswärtsdrehung Ihrer Schultern, bis Sie beweglicher sind.

Herausfordernde Variante: Verwenden Sie schwerere Gewichte, erhöhen Sie die Wiederholungszahlen pro Satz oder führen Sie die Übung im Stehen aus, die Füße eng beieinander, um gleichzeitig Ihr Gleichgewicht zu trainieren.

HINWEIS

Konzentrieren Sie sich während der gesamten Übung darauf, Ihre Ellenbogen dicht am Körper zu halten, um gezielt die Muskeln der Rotatorenmanschette zu aktivieren. Mit verspannten Schultern können Sie Ihre Arme womöglich nicht weit drehen. Machen Sie sich jedoch keine Sorgen; drehen Sie die Arme in diesem Fall nur so weit, wie es möglich ist, ohne Schmerzen zu verursachen. Mit der Zeit sollte sich Ihr Bewegungsumfang schrittweise erweitern.

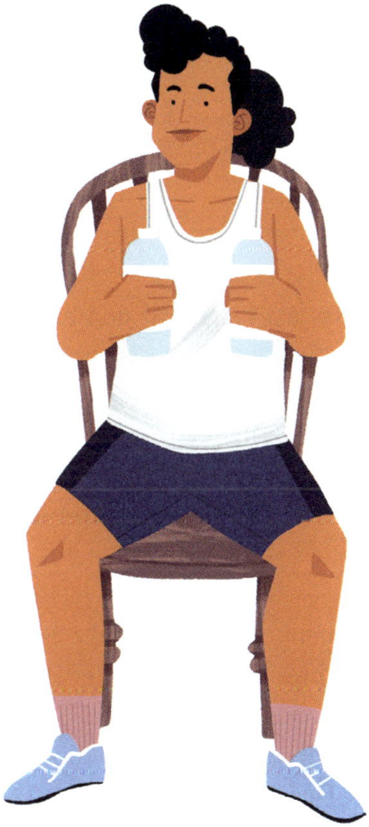

1

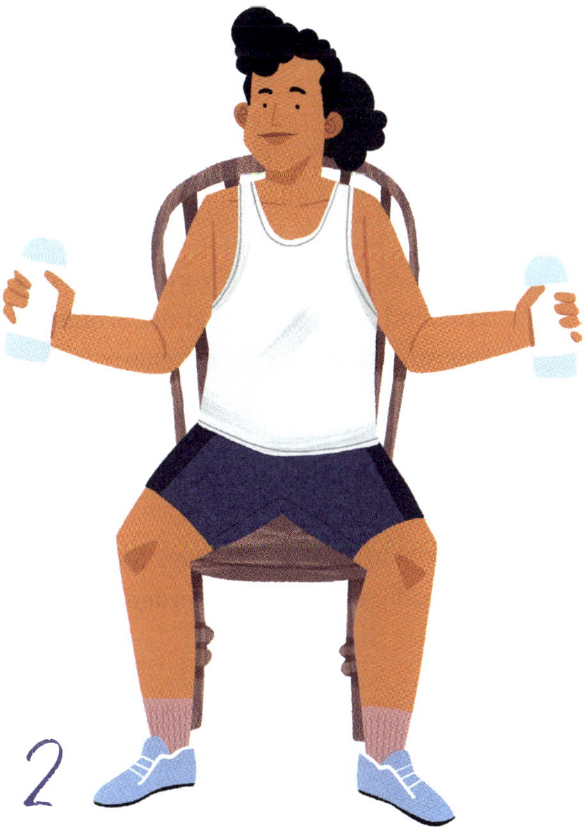

2

Schulterdrücken

Trainierte Muskelgruppen: Schulter, Brust, Trapezmuskel, Trizeps

Gepäck im Gepäckfach eines Flugzeugs zu verstauen erfordert kräftige Schulter- und Rumpfmuskeln. Das Schulterdrücken ist eine großartige Übung, um die Kraft und Ausdauer im Oberkörper zu steigern. Dadurch wird es leichter, alltägliche Aufgaben zu bewältigen, zum Beispiel Lebensmittel einräumen und ins oberste Fach eines Küchenschranks greifen.

1. Mit korrekter aufrechter Körperhaltung auf einem Stuhl sitzen, die Füße flach auf dem Boden, Rumpf anspannen. Ein leichtes Gewicht in jeder Hand halten, die Ellenbogen beugen und die Gewichte bis auf Schulterhöhe heben.
2. Die Gewichte über den Kopf drücken, bis die Arme vollständig gestreckt sind. Für 1 bis 2 Sekunden pausieren, dann die Gewichte zurück auf Schulterhöhe senken.

Für einen Satz 8 bis 12 Wiederholungen ausführen. Insgesamt 2 bis 3 Sätze üben mit 30 bis 60 Sekunden Pause zwischen den Sätzen.

Einfache Variante: Verwenden Sie anfangs leichtere oder gar keine Gewichte und begrenzen Sie, wie hoch Sie Ihre Arme heben. Sie können außerdem weniger Wiederholungen ausführen, bis Sie Ihre Kraft gesteigert haben.

Herausfordernde Variante: Verwenden Sie schwerere Gewichte und erhöhen Sie die Wiederholungszahlen pro Satz. Sie können die Übung auch mit enger Fußstellung im Stehen ausführen, um gleichzeitig Ihr Gleichgewicht zu trainieren.

HINWEIS

Beginnen Sie mit leichten Gewichten und erhöhen Sie diese schrittweise mit zunehmender Kraft. Vermeiden Sie es, den unteren Rücken zu wölben, wenn Sie die Gewichte über den Kopf heben. Wenn Sie Schulterbeschwerden haben, führen Sie Ihre Ellenbogen näher zusammen. Atmen Sie aus, wenn Sie die Gewichte nach oben drücken, und atmen Sie ein, wenn Sie sie wieder senken.

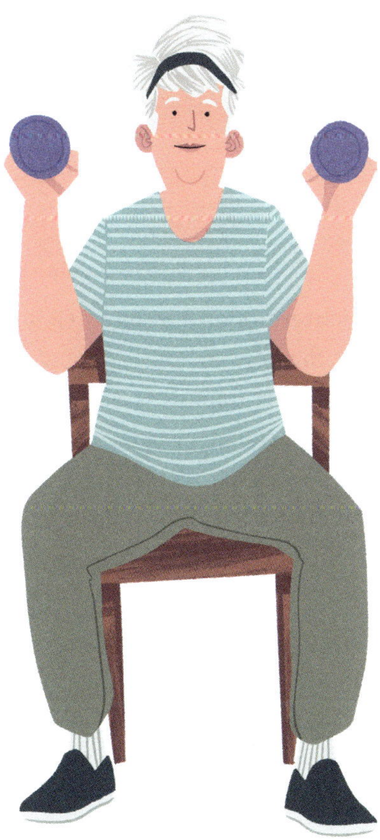

1

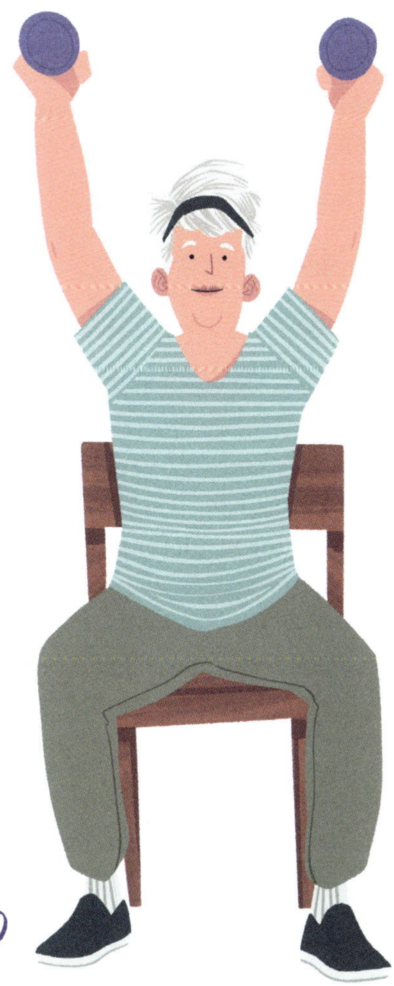

2

Trizepsdrücken

Trainierte Muskelgruppen: Trizeps

Mit dieser Übung kräftigen Sie die Muskeln an der Rückseite Ihres Oberarms. Ein starker Trizeps bietet den Schultern und dem oberen Rücken eine wichtige Stütze und trägt so zu einer optimalen Körperhaltung bei. Schon bald werden Sie trainierte Arme haben, mit denen Sie mühelos schwere Koffer heben und eine Vielzahl von Liegestützen absolvieren können.

1. Mit geradem Rücken und angespanntem Rumpf auf einem Stuhl sitzen. In jeder Hand ein leichtes Gewicht halten. Die Arme über den Kopf heben, die Ellenbogen etwa im 90-Grad-Winkel beugen und die Gewichte langsam hinter dem Kopf absenken.
2. Beide Gewichte nach oben zur Decke drücken und so die Arme strecken. Die Position für 1 bis 2 Sekunden halten, dann langsam die Ellenbogen beugen und die Gewichte hinter dem Kopf absenken.

Für einen Satz 8 bis 12 Wiederholungen ausführen. Insgesamt 2 bis 3 Sätze üben mit 30 bis 60 Sekunden Pause zwischen den Sätzen.

Einfache Variante: Verwenden Sie leichtere Gewichte oder verringern Sie den Bewegungsumfang, indem Sie Ihre Arme am höchsten Punkt der Bewegung nicht vollständig strecken. Sie können zu Beginn auch weniger Wiederholungen ausführen oder ein Gewicht mit beiden Händen halten.

Herausfordernde Variante: Verwenden Sie schwerere Gewichte, erhöhen Sie die Wiederholungszahlen pro Satz und verlängern Sie die Zeit, in der Sie die Arme über Kopf vollständig gestreckt halten, auf 3 bis 5 Sekunden.

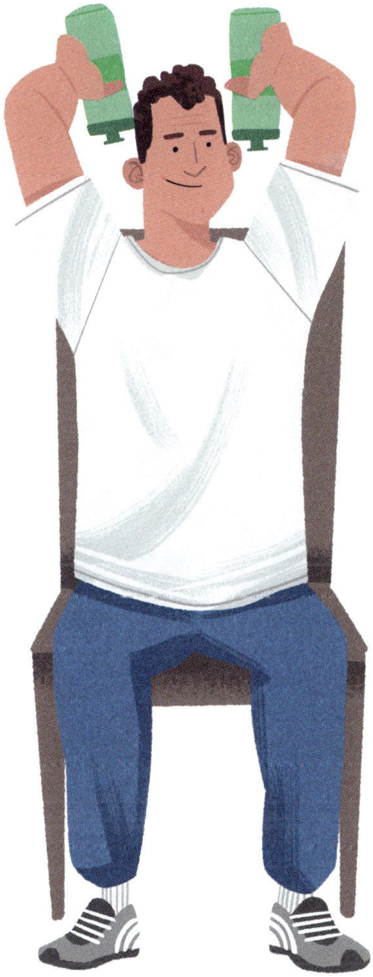

1

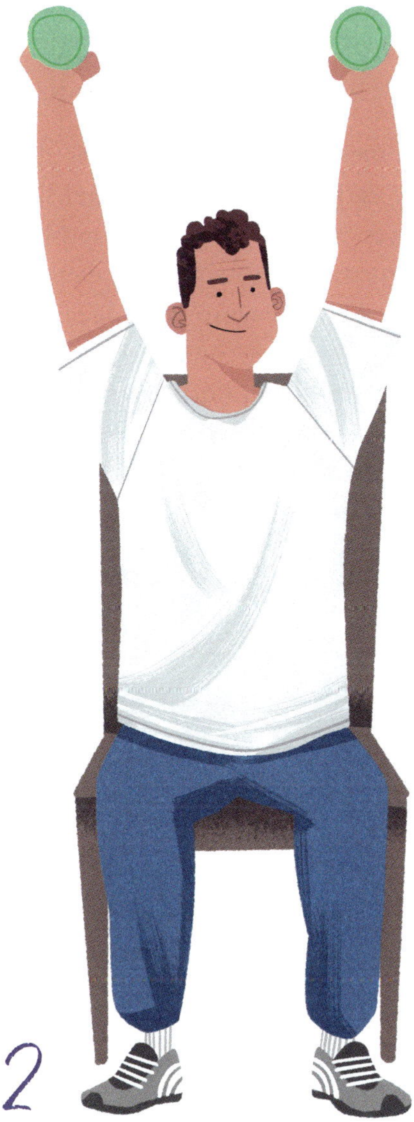

2

HINWEIS

Halten Sie Ihre Ellenbogen eng am Kopf, um die Übung korrekt auszuführen. Falls Sie in der Vergangenheit unter Schulter- oder Ellenbogenverletzungen gelitten haben, begrenzen Sie zunächst den Bewegungsumfang und steigern Sie ihn schrittweise. Vermeiden Sie es außerdem, Ihre Ellenbogen am höchsten Punkt der Bewegung durchzustrecken, um die Gelenkbelastung zu minimieren.

Umgekehrtes Fliegen

Trainierte Muskelgruppen: unterer Rücken, hintere Schulter, Rautenmuskel, Rotatorenmanschette

Kippen Ihre Schultern allmählich nach vorn? Das ist eine Folge von schwachen oberen Rückenmuskeln. Diese Übung ist eine hervorragende Methode, um eine aufrechtere Körperhaltung zu erlangen und Kraft im Oberkörper aufzubauen. Eine verbesserte Körperhaltung kann dabei helfen, Schmerzen und Beschwerden im Nacken- und Schulterbereich zu lindern.

1. Auf einem Stuhl sitzen, die Füße flach auf dem Boden, Rumpf anspannen. Ein leichtes Gewicht in jeder Hand halten, die Handflächen zeigen zueinander und die Ellenbogen sind im 90-Grad-Winkel gebeugt. Den Rücken gerade halten und aus der Hüfte nach vorn beugen.
2. Langsam die Arme zu den Seiten anheben, die Ellenbogen gebeugt lassen, und die Schulterblätter zusammenziehen. Die Position für 1 bis 3 Sekunden halten, dann die Gewichte in die Ausgangsposition senken.

Für einen Satz 8 bis 12 Wiederholungen ausführen. Insgesamt 2 bis 3 Sätze üben mit 30 bis 60 Sekunden Pause zwischen den Sätzen.

Einfache Variante: Verwenden Sie anfangs leichtere oder keine Gewichte und verringern Sie die Zeit, in der Sie die Arme seitlich gestreckt halten. Begrenzen Sie außerdem die Höhe, bis zu der Sie Ihre Arme heben.

Herausfordernde Variante: Verwenden Sie schwerere Gewichte, erhöhen Sie die Wiederholungszahlen pro Satz und verlängern Sie die Zeit, in der Sie die Arme seitlich gestreckt halten, auf 3 bis 5 Sekunden.

HINWEIS

Vermeiden Sie es, Ihren Rücken zu krümmen, wenn Sie sich nach vorn lehnen. Konzentrieren Sie sich stattdessen darauf, Ihre Hüfte zu beugen und Ihren Rücken gerade zu halten. Möglicherweise müssen Sie das Vorbeugen aus der Hüfte zuerst üben, um sicherzustellen, dass Sie die Bewegung verstehen, bevor Sie Gewichte und Armbewegungen hinzufügen. Ein Blick in den Spiegel kann dabei helfen, die korrekte Körperhaltung zu überprüfen.

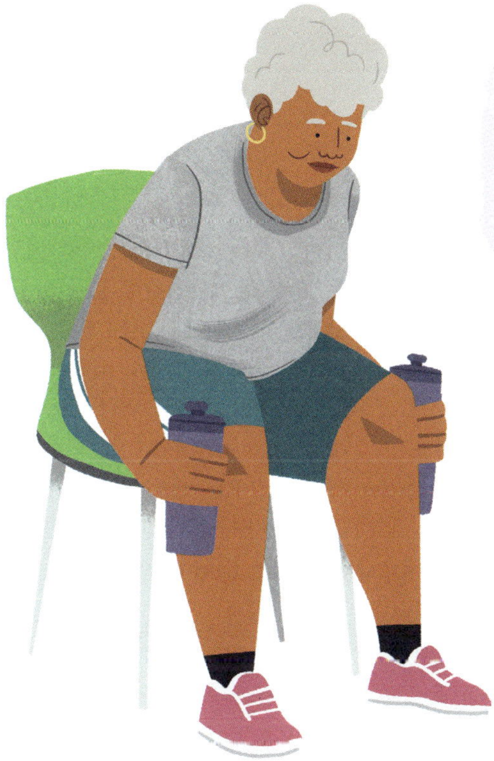

1

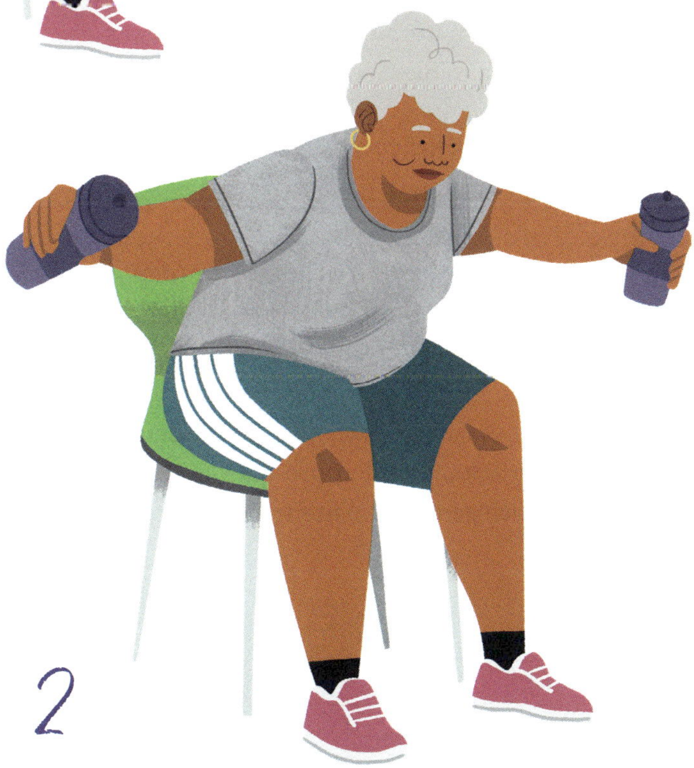

2

Stuhl-Dips

Trainierte Muskelgruppen: Schulter, Brust, Trizeps

Sind Sie bereit für straffere und stärkere Oberarme? Diese Stuhl-Dips sind eine großartige Übung, um die Kraft in Schultern, Brust und Armen zu steigern. Die Vorteile gehen über die Ästhetik hinaus, denn stärkere Trizepse helfen bei Aktivitäten des täglichen Lebens, zum Beispiel schwere Lebensmittel heben, aus dem Sitzen aufstehen und schwere Türen aufstoßen.

1. Auf der vorderen Sitzfläche eines stabilen Stuhls mit Armlehnen sitzen. Mit beiden Händen fest die Armlehnen umfassen.
2. Den Körper langsam mithilfe der Arme vom Stuhl nach oben drücken. Die Position für 1 bis 2 Sekunden halten, dann den Körper langsam auf den Stuhl senken.

Für einen Satz 8 bis 12 Wiederholungen ausführen. Insgesamt 2 bis 3 Sätze üben mit 30 bis 60 Sekunden Pause zwischen den Sätzen.

Einfache Variante: Halten Sie die kontrahierte Position nicht. Pausieren Sie stattdessen für einen Augenblick und kehren Sie dann auf den Stuhl zurück. Setzen Sie sich außerdem auf ein Polster, um Ihren Oberkörper leichter heben zu können, und begrenzen Sie die Höhe.

Herausfordernde Variante: Legen Sie ein leichtes Gewicht auf Ihren Schoß, erhöhen Sie die Wiederholungszahlen pro Satz oder verlängern Sie die Zeit, bis Sie auf den Stuhl zurückkehren, auf 3 bis 5 Sekunden. Fordern Sie Ihre Rumpfmuskeln heraus, indem Sie ein Bein über dem Boden schweben lassen, bevor Sie Ihren Oberkörper heben.

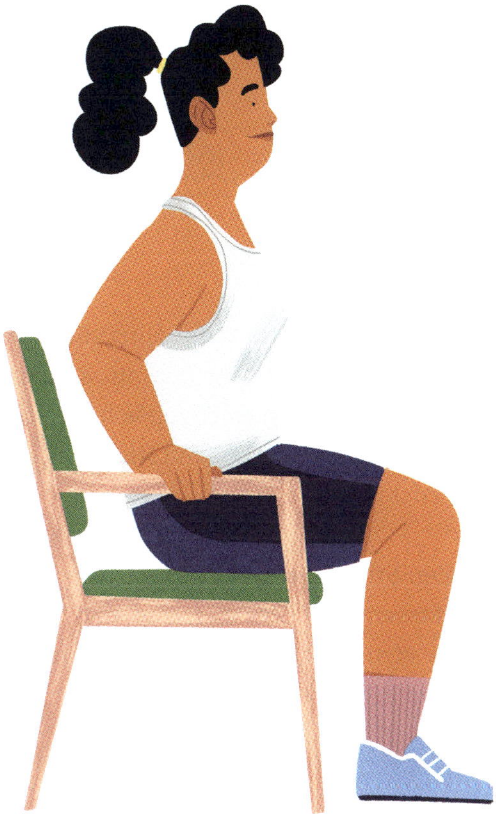

1

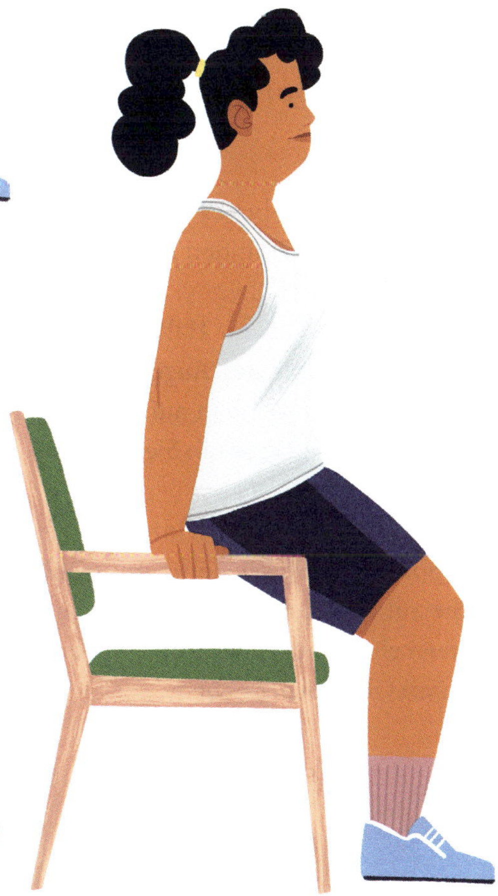

2

HINWEIS

Halten Sie Ihre Ellenbogen während der gesamten Übung eng an Ihren Körperseiten, um Ihren Trizeps effektiver zu beanspruchen und Ihre Schultern zu schonen. Der Rücken bleibt gerade; wenn Sie sich doch nach vorn lehnen müssen, denken Sie daran, dabei Ihre Hüfte zu beugen.

Beinstrecken im Sitzen

Trainierte Muskelgruppen: Quadrizeps

Diese Übung kann Ihnen dabei helfen, mühelos Treppen zu steigen, ermüdungsfrei bergauf zu wandern sowie beweglich und sicher Tennis, Badminton oder Tischtennis zu spielen. Beinstrecken im Sitzen ist eine großartige Methode, um Ihren Beinen Power und Stabilität zu verleihen, indem sie die Kraft Ihrer Quadrizepsmuskeln steigert.

1. Mit korrekter aufrechter Körperhaltung auf einem Stuhl sitzen, die Füße flach auf dem Boden, Rumpf anspannen.
2. Langsam das linke Bein strecken, bis das Knie so gerade wie möglich ist, die Zehen zeigen dabei nach oben. Die Position für 1 bis 2 Sekunden halten, dann das Bein langsam zum Boden senken. Dieselbe Bewegung mit dem anderen Bein wiederholen.

Für einen Satz 8 bis 12 Wiederholungen pro Bein ausführen. Insgesamt 2 bis 3 Sätze pro Bein üben mit 30 bis 60 Sekunden Pause zwischen den Sätzen.

Einfache Variante: Verringern Sie den Bewegungsumfang, indem Sie Ihr Knie am obersten Punkt der Bewegung nicht vollständig strecken. Beginnen Sie anfangs außerdem mit weniger Wiederholungen.

Herausfordernde Variante: Verwenden Sie schwerere Gewichtsmanschetten an Ihren Knöcheln, erhöhen Sie die Wiederholungszahlen pro Satz und verlängern Sie die Zeit, in der Sie das Bein vollständig gestreckt halten, auf 3 bis 5 Sekunden.

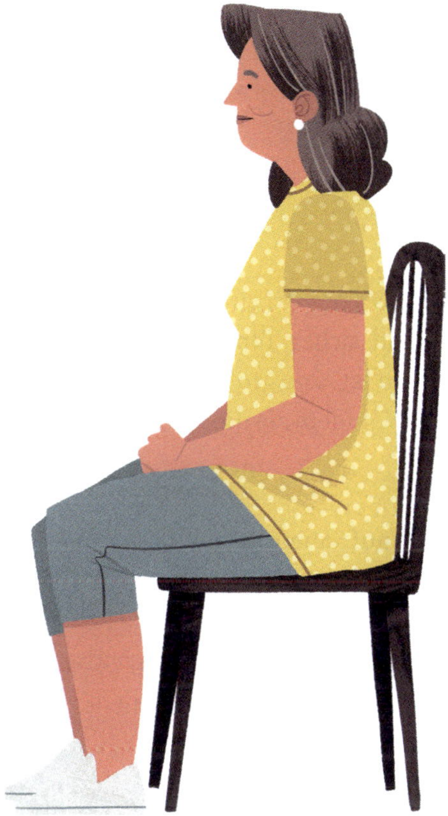

1

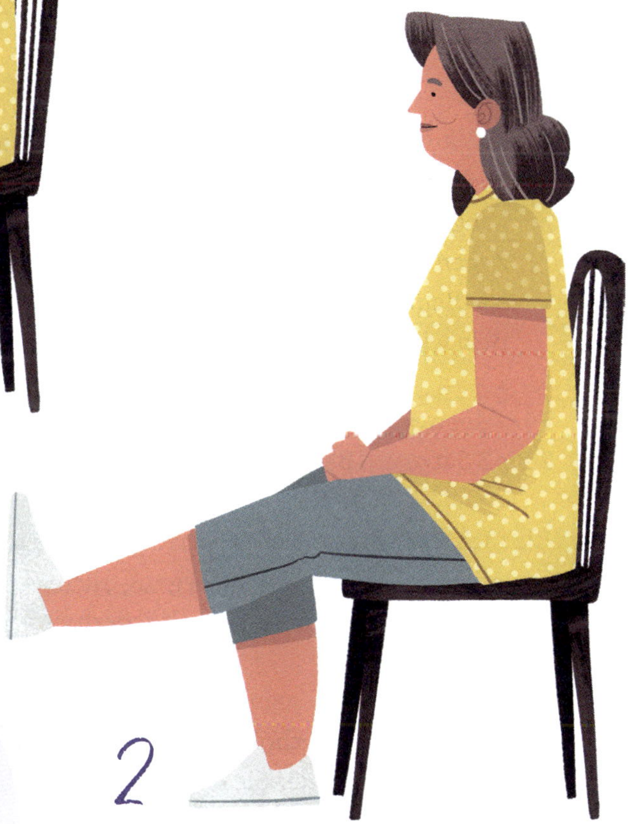

2

HINWEIS

Halten Sie Ihren Rücken gerade und lehnen Sie sich nicht zurück. Achten Sie darauf, dass Ihre Oberschenkelmuskeln die Hauptarbeit leisten und nicht durch Schwung oder andere Muskeln unterstützt werden. Falls Sie an Arthritis im Knie leiden und die Bewegung schmerzhaft ist, können Sie Ihren Unterschenkel einsetzen, um das obere Bein ein wenig zu stützen.

Toter Käfer

Trainierte Muskelgruppen: schräger Bauchmuskel, Quadrizeps, gerader Bauchmuskel, quer verlaufender Bauchmuskel

Stellen Sie sich vor, Sie können Ihre Wirbelsäule mühelos und schmerzfrei beugen und drehen. Mit dieser Übung können Sie das schaffen. Starke Rumpfmuskeln schützen unsere Wirbelsäule und lindern die Schmerzen bei Arthritis. Diese Übung zielt auf die tiefen Rumpfmuskeln ab, die eine entscheidende Rolle bei der Stabilisierung Ihrer Wirbelsäule, der Verbesserung des Gleichgewichts und der Aufrechterhaltung einer korrekten Körperhaltung spielen.

1. Auf dem Rücken liegen, die Arme gerade zur Decke strecken und die Knie in einem 90-Grad-Winkel beugen, sodass die Schienbeine parallel zum Boden ausgerichtet sind.
2. Langsam den rechten Arm und das linke Bein gleichzeitig zum Boden senken, während der untere Rücken den Kontakt zum Boden beibehält. Dann in die Ausgangsposition zurückkehren und das Ganze auf der gegenüberliegenden Seite wiederholen, den linken Arm und das rechte Bein gleichzeitig zum Boden senken.

Für einen Satz 8 bis 12 Wiederholungen ausführen. Insgesamt 2 bis 3 Sätze üben mit 30 bis 60 Sekunden Pause zwischen den Sätzen.

Einfache Variante: Verringern Sie den Bewegungsumfang, indem Sie Ihre Arme nicht so tief zum Boden senken und das Bein nicht in der Luft halten, sondern die Zehen in einem Winkel zum Boden abstellen.

Herausfordernde Variante: Senken Sie Ihre Arme und Beine näher zum Boden und halten Sie die ausgestreckte Position für 3 bis 5 Sekunden, bevor Sie in die Ausgangsposition zurückkehren. Zusätzlich können Sie mit leichten Gewichtsmanschetten an den Knöcheln und Handgelenken den Widerstand erhöhen.

HINWEIS

Der untere Rücken muss während der gesamten Übung in Kontakt mit dem Boden bleiben, um einer Belastung des unteren Rückens vorzubeugen und die Effektivität der Übung zu maximieren. Wenn Sie Schwierigkeiten haben, Ihren unteren Rücken flach zu halten, müssen Sie den Winkel beim Senken der Arme und Beine verringern, bis Sie genügend Rumpfkraft aufgebaut haben.

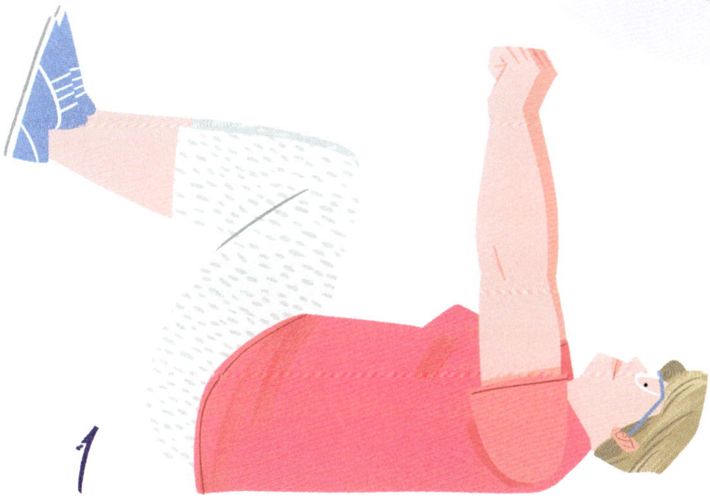

1

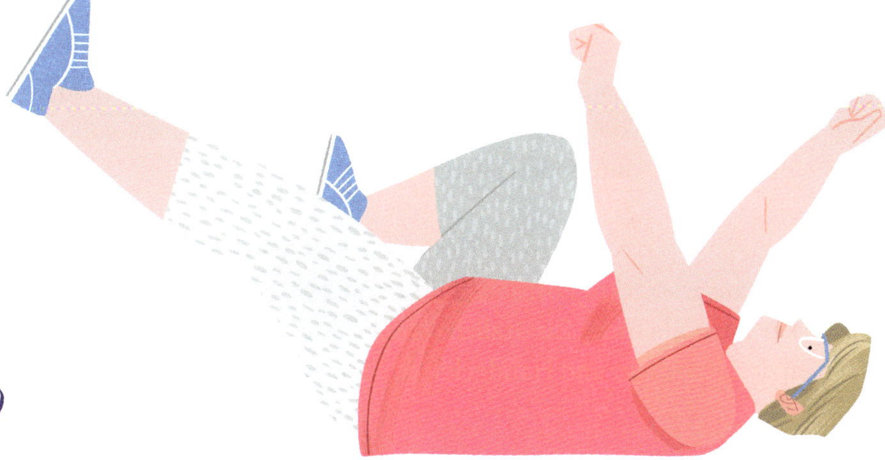

2

Beinheben in Seitenlage

Trainierte Muskelgruppen: Gesäß

Beinheben in Seitenlage zielt auf die wichtigen seitlichen (äußeren) Hüftmuskeln ab, die dafür verantwortlich sind, Ihre Hüfte beim Gehen gerade zu halten und Schmerzen durch Hüftarthritis zu lindern. Kräftige seitliche Hüftmuskeln verbessern auch Ihre Seitenbalance und damit Ihr allgemeines Gleichgewicht und Ihre Stabilität.

1. Auf der linken Körperseite liegen, den Kopf mit dem linken Arm stützen, die Beine bilden mit dem Körper eine gerade Linie. Mit der rechten Hand auf dem Boden abstützen.
2. Langsam das rechte Bein heben, das Knie dabei gestreckt lassen und den Fuß parallel zum Boden ausrichten. Am höchsten Punkt der Bewegung die Position für 1 bis 3 Sekunden halten, dann in die Ausgangsposition zurückkehren.

Für einen Satz 8 bis 12 Wiederholungen pro Seite ausführen. Insgesamt 2 bis 3 Sätze üben mit 30 bis 60 Sekunden Pause zwischen den Sätzen.

Einfache Variante: Verringern Sie den Bewegungsumfang, indem Sie Ihr Bein nicht so hoch anheben; das erleichtert die Übungsausführung. Achten Sie darauf, den Fuß parallel zum Boden auszurichten.

Herausfordernde Variante: Befestigen Sie ein leichtes Gewicht an Ihrem Knöchel und führen Sie die Übung langsamer aus, um die Zeit zu verlängern, in der Ihre Hüftmuskeln angespannt sind. Sie können auch mehr Wiederholungen pro Satz ausführen.

HINWEIS

Ihre Hüfte sollte während der gesamten Übung senkrecht zum Boden ausgerichtet sein. Wenn Sie Ihren Fuß parallel zum Boden halten, beanspruchen Sie die Gesäßmuskeln effektiver und schonen Ihren unteren Rücken. Die Übung sollte auf die Hüfte beschränkt sein, beenden Sie daher die Bewegung, sobald Ihr unterer Rücken anfängt, sich zu bewegen.

1

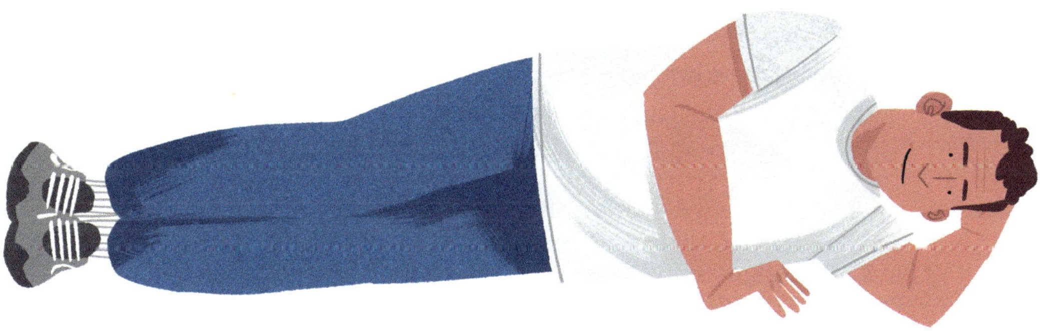

2

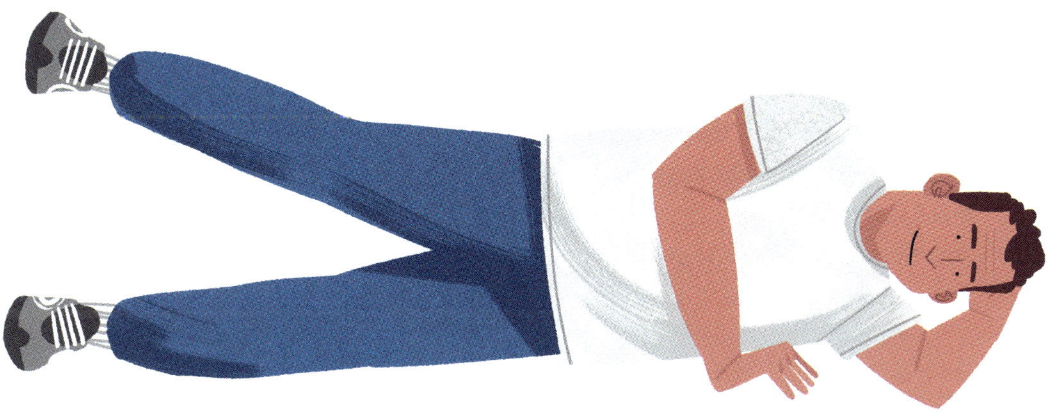

Muschel

Trainierte Muskelgruppen: Gesäß

Mit zunehmendem Alter werden die Hüftmuskeln oft schwächer. Das kann zu Gleichgewichtsstörungen und Schwierigkeiten beim Gehen führen, was das Sturzrisiko erhöht. Die Muschel ist eine einfache, aber effektive Methode, um Ihre Hüfte zu kräftigen und Ihr Becken beim Gehen und Treppensteigen zu stabilisieren.

1. Auf der linken Körperseite liegen, den Kopf mit dem linken Arm stützen. Die Beine übereinanderlegen und leicht beugen. Mit der rechten Hand auf dem Boden abstützen.
2. Die Füße zusammenlassen und das obere Knie so weit anheben, wie es noch angenehm ist – wie eine Muschel, die sich öffnet. Am höchsten Punkt der Bewegung die Position für 1 bis 3 Sekunden halten und dann in die Ausgangsposition zurückkehren.

Für einen Satz 8 bis 12 Wiederholungen pro Seite ausführen. Insgesamt 2 bis 3 Sätze üben mit 30 bis 60 Sekunden Pause zwischen den Sätzen.

Einfache Variante: Verringern Sie den Bewegungsumfang, indem Sie Ihr Bein nicht so hoch anheben. Legen Sie ein Kissen zwischen Ihre Knie; das erleichtert es Ihnen, Ihr oberes Bein zu heben.

Herausfordernde Variante: Befestigen Sie ein Widerstandsband um Ihre Oberschenkel, knapp oberhalb Ihrer Knie, und führen Sie die Übung langsamer aus, um die Zeit zu verlängern, in der Ihre Hüftmuskeln angespannt sind. Sie können auch mehr Wiederholungen pro Satz ausführen.

HINWEIS

Spannen Sie Ihren Rumpf an und lassen Sie Ihr Becken während der Übung nicht nach hinten kippen. Achten Sie darauf, dass die Bewegung aus der Hüfte erfolgt und es keine Rotation im unteren Rücken gibt. Sie sollten spüren, wie Ihre Hüft- und Gesäßmuskeln kontrahieren, wenn Sie Ihr oberes Bein anheben.

1

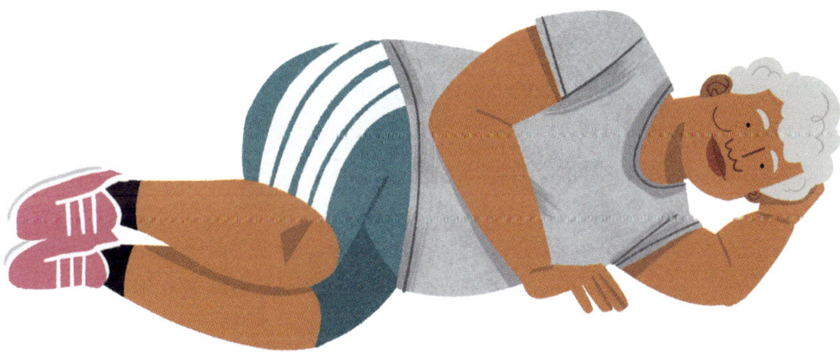

2

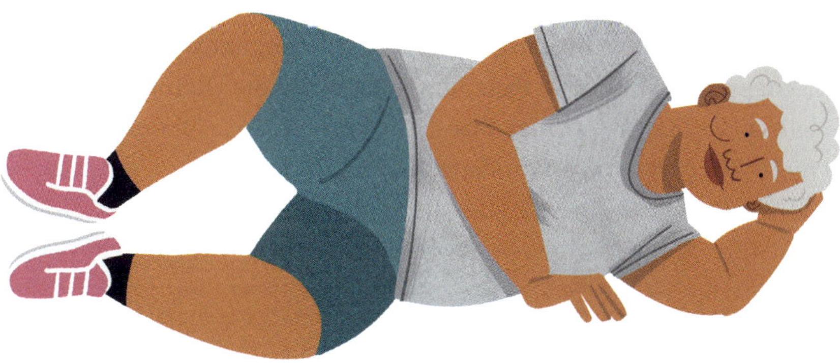

Fersenheben in Rückenlage

Trainierte Muskelgruppen: schräger Bauchmuskel, gerader Bauchmuskel

Das Zwerchfell, unser wichtigster Atemmuskel, gehört zum Rumpf, und eine gesteigerte Rumpfkraft unterstützt die Atmung und hilft auch, eine korrekte Körperhaltung beizubehalten, verringert das Risiko von Schmerzen im unteren Rücken und erleichtert Aktivitäten des täglichen Lebens wie das Aufstehen und Hinlegen. Außerdem kann sie Ihre Fähigkeit verbessern, nach Gegenständen auf hohen Regalen zu greifen oder etwas vom Boden aufzuheben.

1. Flach auf dem Rücken liegen, die Knie gebeugt, die Füße auf dem Boden, die Arme seitlich am Körper. Den Bauchnabel nach innen zur Wirbelsäule einziehen, um die Bauchmuskeln zu kontrahieren und den unteren Rücken flach auf dem Boden zu halten.
2. Langsam das linke Knie zur Brust führen – so weit, wie es noch angenehm ist. Diese Position für 1 bis 2 Sekunden halten, dann in die Ausgangsposition zurückkehren. Darauf achten, während der Übung kontinuierlich zu atmen und nicht die Luft anzuhalten.

Für einen Satz 8 bis 12 Wiederholungen pro Bein ausführen. Insgesamt 2 bis 3 Sätze üben mit 30 bis 60 Sekunden Pause zwischen den Sätzen.

Einfache Variante: Heben Sie Ihre Fersen anfangs nur wenige Zentimeter vom Boden ab, pausieren Sie einen Augenblick und senken Sie Ihre Ferse dann wieder. Beginnen Sie mit niedrigeren Wiederholungszahlen pro Satz.

Herausfordernde Variante: Befestigen Sie ein leichtes Gewicht an jedem Knöchel und verlängern Sie die Zeit, in der Sie die obere Position halten, auf 3 bis 5 Sekunden. Fügen Sie jedem Satz weitere Wiederholungen hinzu.

HINWEIS

Es ist wichtig, dass Sie Ihren unteren Rücken während der gesamten Übung flach auf dem Boden halten. Beim Anheben des Knies neigt der untere Rücken dazu, sich zu wölben – dies können Sie verhindern, indem Sie Ihre Bauchmuskeln angespannt lassen. Atmen Sie aus, wenn Sie Ihr Knie anheben, und ein, wenn Sie es wieder senken.

1

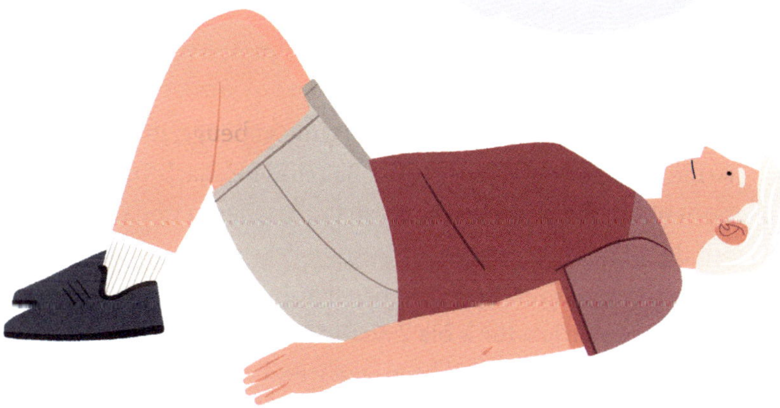

2

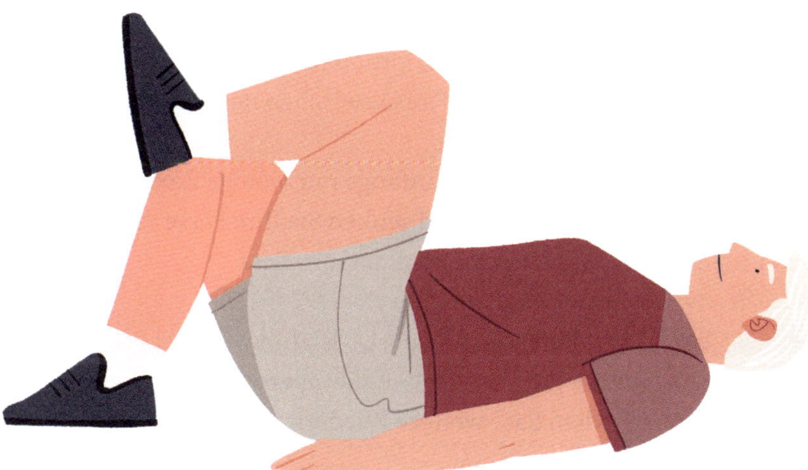

Fersengleiten in Rückenlage

Trainierte Muskelgruppen: schräger Bauchmuskel, gerader Bauchmuskel

Fersengleiten steigert die Kraft und Ausdauer Ihrer Rumpfmuskeln. Eine gesteigerte Rumpfkraft hilft, eine korrekte Körperhaltung beizubehalten, verringert das Risiko von Schmerzen im unteren Rücken, verbessert das Gleichgewicht und hilft bei Aktivitäten des täglichen Lebens, zum Beispiel auf dem Boden sitzen und wieder aufstehen, den Fußboden fegen und Treppen steigen.

1. Flach auf dem Rücken liegen, die Knie angezogen, die Füße auf dem Boden, die Arme seitlich am Körper. Den Bauchnabel nach innen zur Wirbelsäule einziehen, um die Bauchmuskeln zu kontrahieren und den unteren Rücken flach auf dem Boden zu halten.
2. Die linke Ferse vom Körper weggleiten lassen und dadurch das Bein strecken. Dabei die Bauchmuskeln angespannt lassen und den unteren Rücken auf dem Boden halten. Die Position für 1 bis 2 Sekunden halten, wenn das Bein vollständig gestreckt ist, dann in die Ausgangsposition zurückkehren.

Für einen Satz 8 bis 12 Wiederholungen pro Bein ausführen. Insgesamt 2 bis 3 Sätze üben mit 30 bis 60 Sekunden Pause zwischen den Sätzen.

Einfache Variante: Gleiten Sie mit der Ferse nicht zu weit vom Körper weg, pausieren Sie kurz und kehren Sie dann in die Ausgangsposition zurück. Beginnen Sie mit niedrigeren Wiederholungszahlen pro Satz.

Herausfordernde Variante: Befestigen Sie ein leichtes Gewicht an jedem Knöchel oder fügen Sie jedem Satz weitere Wiederholungen hinzu. Sie können Ihren Fuß auch ein paar Zentimeter über dem Boden schweben lassen, während Sie ihn vom Körper wegbewegen.

HINWEIS

Wenn Sie mit der Ferse nach unten gleiten, neigt Ihr unterer Rücken dazu, sich zu wölben. Spannen Sie die Bauchmuskeln an, um dies zu verhindern. Wenn sich Ihr Rücken immer noch wölbt, gleiten Sie mit der Ferse nicht weiter nach unten, sondern kehren Sie in die Ausgangsposition zurück. Schränken Sie das Fersengleiten ein, bis Ihre Bauchmuskeln stärker geworden sind.

1

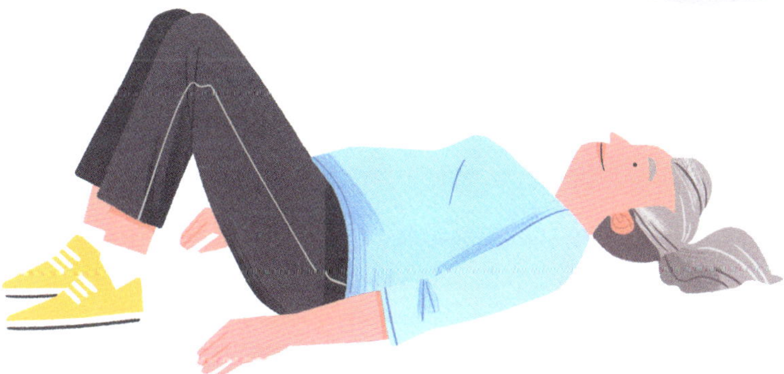

2

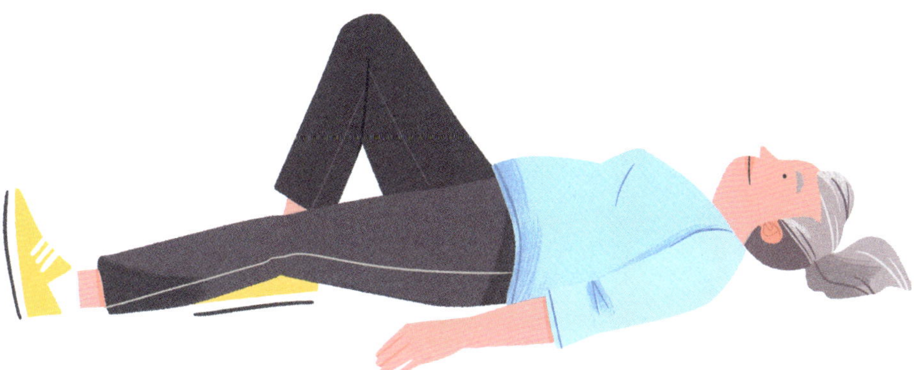

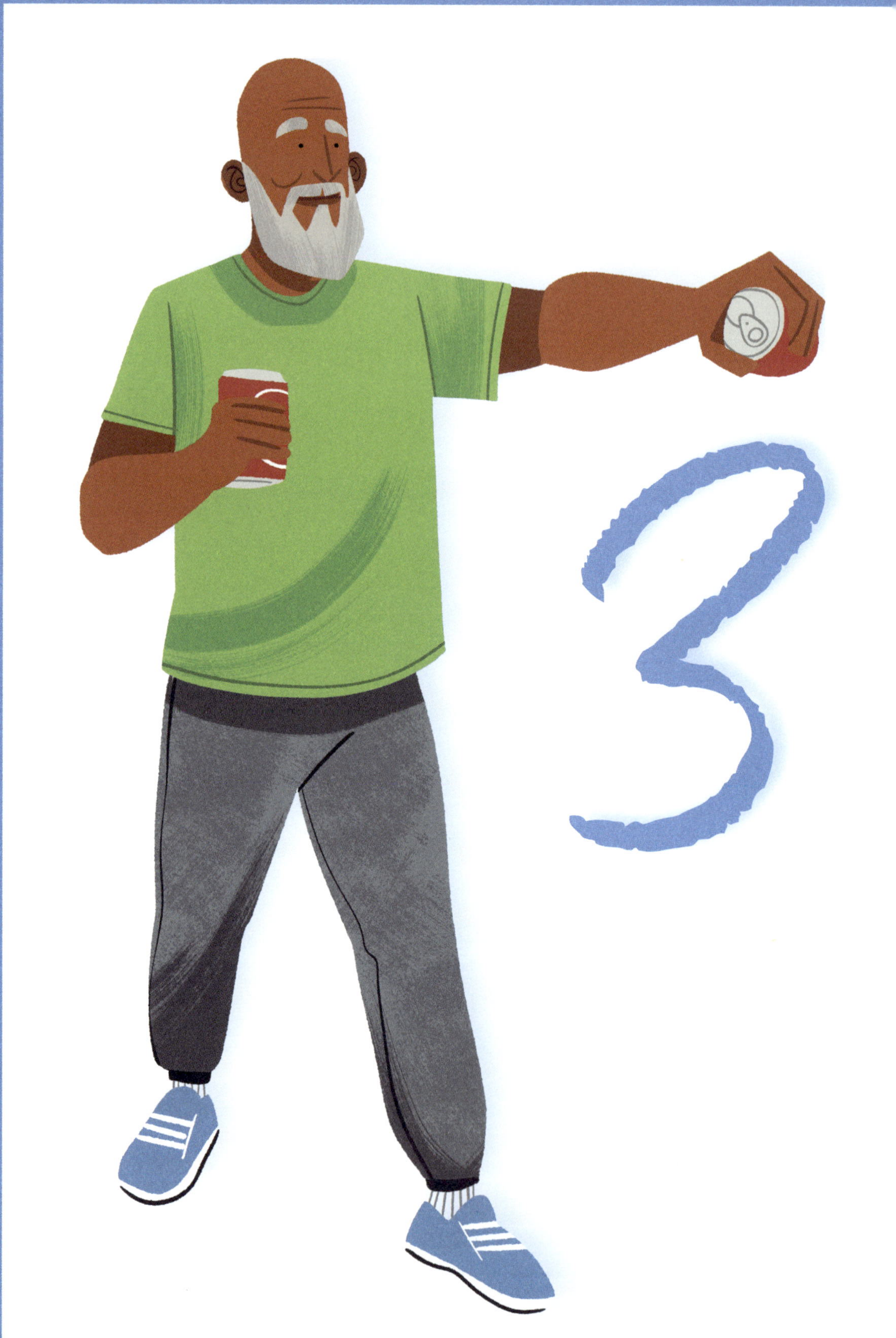
3

Workouts

Krafttraining nach Plan

Starten Sie Ihre Fitnessreise im dritten Kapitel dieses Buchs! Ich präsentiere Ihnen 25 dynamische Übungsprogramme, die darauf ausgelegt sind, Ihren Körper zu beleben und Sie mit nur zehn Minuten Training pro Tag stärker zu machen. Von der kraftaufbauenden Übung Garten gesund (Seite 120) bis zum energiegeladenen Power-Plan (Seite 146) bieten diese Programme umfassendes Training von Kopf bis Fuß. Jedes Programm besteht aus vier sorgfältig ausgewählten Übungen, die im zweiten Kapitel bereits ausführlich erklärt wurden und spezifische Muskelgruppen mit unterschiedlichen Intensitätsstufen ansprechen.

Doch das ist nicht alles – die Leistungssportler unter Ihnen habe ich nicht vergessen! Für alle, die eine ultimative Herausforderung suchen, stehen Programme zur Verfügung, die ihre Fitness auf ein neues Niveau heben. Gehen Sie an Ihre Grenzen und begeben Sie sich auf eine intensive, mitreißende Reise.

Unter fachkundiger Anleitung können Sie während des gesamten Trainings sichere und optimale Ergebnisse erzielen. Egal, ob Sie nur sitzen können oder anspruchsvolle Herausforderungen suchen – machen Sie sich in Ihrem eigenen Tempo auf den Weg zu besserer Gesundheit. Auf geht's!

Gesunder Körper

Spezifischer Nutzen: Ausdauer, Gelenkgesundheit, Stoffwechselgesundheit, Muskelmasse, Körperhaltung

Stärken Sie sich von Kopf bis Fuß, indem Sie Übungen für mehrere Gelenke des Ober- und Unterkörpers absolvieren. Diese Übungen aktivieren mehrere Muskelgruppen, wodurch Sie mehr Kalorien verbrennen und Ihre Durchblutung sowie Ihre Stoffwechselgesundheit verbessern. Aktivitäten wie Schwimmen und Tennis erfordern ein höheres Maß an körperlicher Leistungsfähigkeit und setzen sowohl Arm- als auch Beinkraft voraus. Dieses Programm hilft Ihnen, Kraft und Ausdauer im gesamten Körper zu steigern.

Trainingsablauf

1. **Schulterdrücken (Seite 78):** 8 bis 12 Wiederholungen für 2 bis 3 Sätze; 30 bis 60 Sekunden Pause zwischen den Sätzen
2. **Kniebeugen (Seite 18):** 8 bis 12 Wiederholungen für 2 bis 3 Sätze; 30 bis 60 Sekunden Pause zwischen den Sätzen
3. **Umgekehrtes Fliegen (Seite 82):** 8 bis 12 Wiederholungen für 2 bis 3 Sätze; 30 bis 60 Sekunden Pause zwischen den Sätzen
4. **Fersenheben (Seite 24):** 8 bis 12 Wiederholungen für 2 bis 3 Sätze; 30 bis 60 Sekunden Pause zwischen den Sätzen

Bitte beachten

Wechseln Sie zwischen Oberkörper- und Unterkörperübungen, um Ihre Muskeln frisch zu halten. Spannen Sie bei jeder Übung Ihren Rumpf an und halten Sie Ihren Rücken gerade. Achten Sie bei den Kniebeugen darauf, dass Ihre Knie auf einer Linie mit Ihren Zehen bleiben und nicht nach innen einknicken.

1

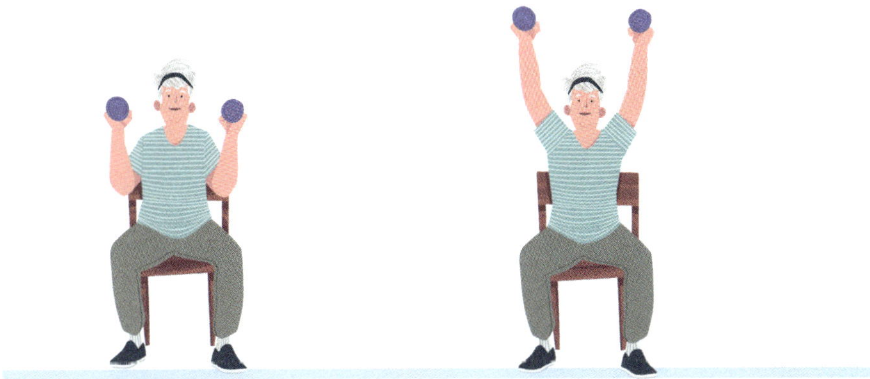

2

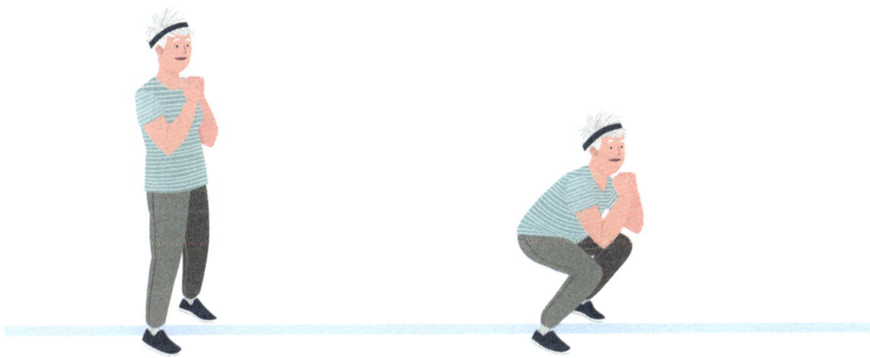

3

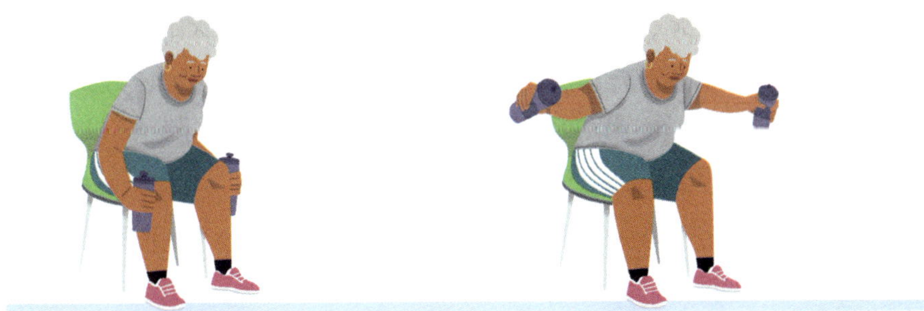

4

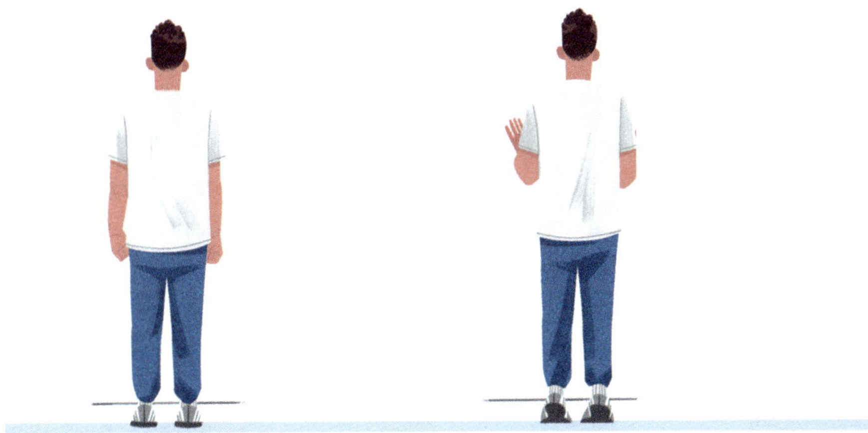

Oberkörper-Offensive

Spezifischer Nutzen: Knochendichte, Gelenkgesundheit, Beweglichkeit, Körperhaltung

Stärken Sie Ihre Arme und Ihre Brustmuskulatur – mit diesem Programm, das Ihnen hilft, mühelos einen Golfschläger zu schwingen, zügig über einen ruhigen See zu paddeln oder spielend leicht Töpfe und Pfannen in Ihrer Küche zu bewegen. Kräftigere Arme tragen auch zu einer gesünderen Körperhaltung bei, verringern das Auftreten von Rückenschmerzen und verbessern insgesamt die Körperausrichtung. Darüber hinaus steigert die neu hinzugewonnene Muskelmasse Ihre Stoffwechselrate und erhöht die Knochendichte.

Trainingsablauf

1. **Stuhl-Dips (Seite 84):** 8 bis 12 Wiederholungen für 2 bis 3 Sätze; 30 bis 60 Sekunden Pause zwischen den Sätzen
2. **Trizeps-Kickbacks (Seite 62):** 8 bis 12 Wiederholungen für 2 bis 3 Sätze; 30 bis 60 Sekunden Pause zwischen den Sätzen
3. **Rudern im Stehen (Seite 64):** 8 bis 12 Wiederholungen für 2 bis 3 Sätze; 30 bis 60 Sekunden Pause zwischen den Sätzen
4. **Liegestütz an der Wand (Seite 60):** 8 bis 12 Wiederholungen für 2 bis 3 Sätze; 30 bis 60 Sekunden Pause zwischen den Sätzen

Bitte beachten

Achten Sie darauf, dass sich Ihr unterer Rücken nicht wölbt; konzentrieren Sie sich stattdessen darauf, die Hüfte zu beugen und Ihren Rumpf anzuspannen. Wenn Sie sich die Zeit nehmen, zwischen den Sätzen eine Pause einzulegen, können Sie jede Übung mit maximaler Leistung angehen.

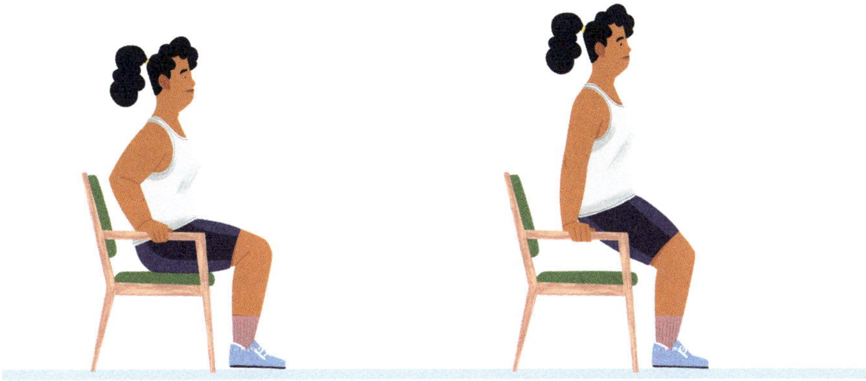

1

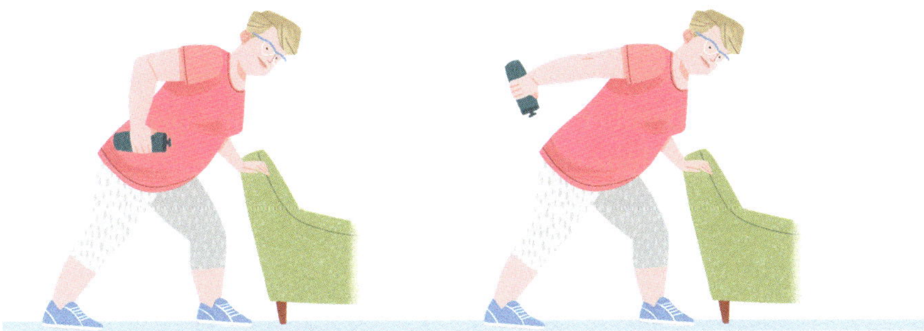

2

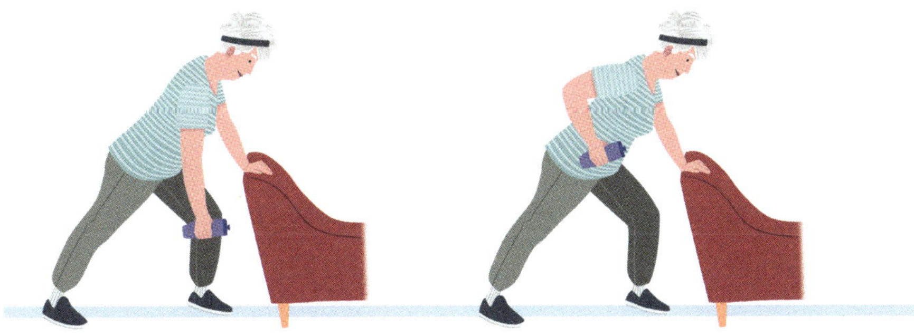

3

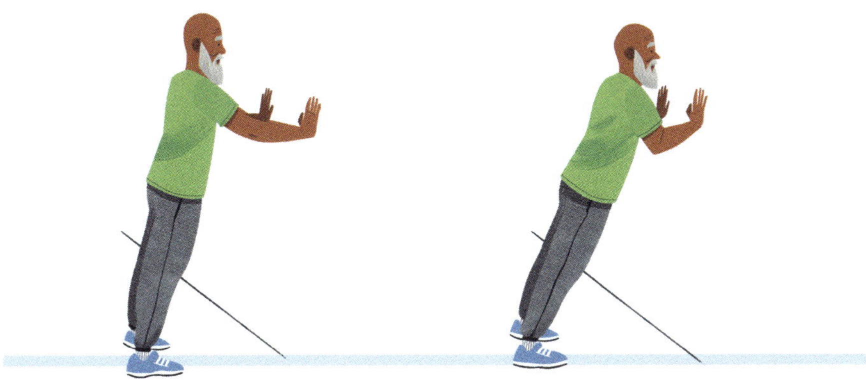

4

Sport im Sitzen

Spezifischer Nutzen: Hilfe bei Beschwerden und Schmerzen, Ausdauer, Gelenkgesundheit, Stoffwechselgesundheit

Tanken Sie Energie in Ihrem bequemen Lieblingssessel – mit diesem Programm für alle, die lieber im Sitzen trainieren. Der Schwerpunkt liegt auf der Kraft und Ausdauer des Oberkörpers, um die Durchblutung zu verbessern und die Herz-Kreislauf-Gesundheit zu fördern, das Energieniveau zu steigern sowie Gelenksteifheit und -schmerzen zu reduzieren.

Trainingsablauf

1. **Schulterheben (Seite 70):** 8 bis 12 Wiederholungen für 2 bis 3 Sätze; 30 bis 60 Sekunden Pause zwischen den Sätzen
2. **Seitheben (Seite 66):** 8 bis 12 Wiederholungen für 2 bis 3 Sätze; 30 bis 60 Sekunden Pause zwischen den Sätzen
3. **Frontheben (Seite 72):** 8 bis 12 Wiederholungen für 2 bis 3 Sätze; 30 bis 60 Sekunden Pause zwischen den Sätzen
4. **Bizeps-Curls (Seite 68):** 8 bis 12 Wiederholungen für 2 bis 3 Sätze; 30 bis 60 Sekunden Pause zwischen den Sätzen

Bitte beachten

Stellen Sie sicher, dass Ihr Stuhl stabil ist und dessen Lehne Sie gut stützt. Achten Sie auf eine korrekte Körperhaltung mit geradem Rücken. Wenn Sie einen Fuß vom Boden abheben, spannt sich Ihr Oberkörper an und Sie können Ihr Gleichgewicht im Sitzen verbessern.

1
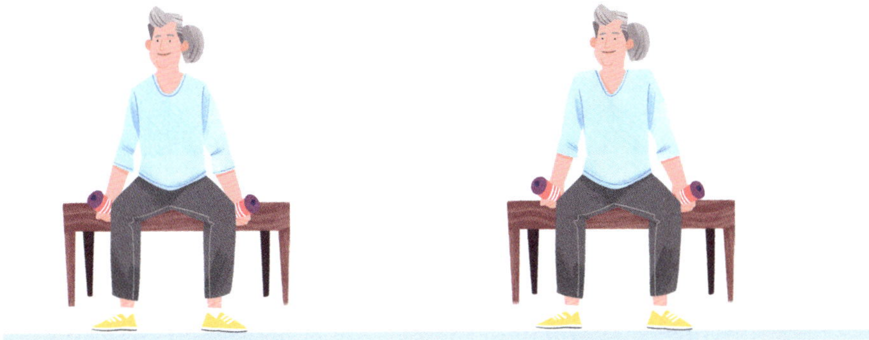

2
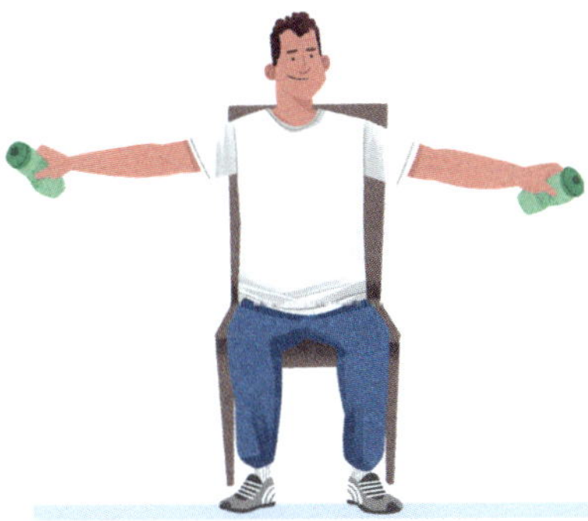

3
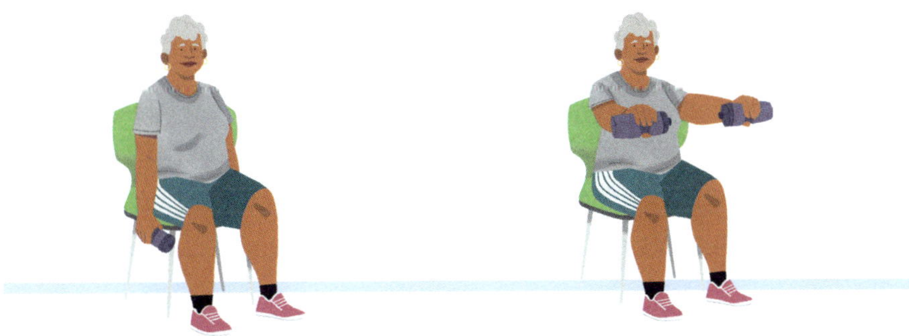

4
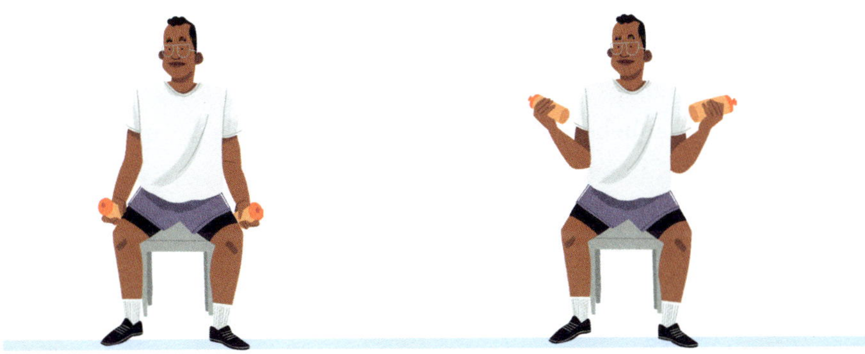

Balance-Booster

Spezifischer Nutzen: Gleichgewicht, Ausdauer, Beweglichkeit

Da Stürze die häufigste Ursache für Hüftfrakturen sind, ist es wichtig, dass Sie an Ihrem Gleichgewicht arbeiten. Dieses Programm verhilft Ihnen zu Stabilität und Selbstvertrauen. Es zielt darauf ab, Ihr Gleichgewicht herauszufordern, die Beweglichkeit der Hüfte zu unterstützen, die Knöchel zu kräftigen und Ihre Propriozeption, die Wahrnehmung Ihres Körpers im Raum, zu schulen. So können Sie besser einschätzen, wie sich Ihr Körper bewegt, selbst ohne hinzusehen.

Trainingsablauf

1. **Einbeiniges Kreuzheben (Seite 46):** 8 bis 12 Wiederholungen für 2 bis 3 Sätze; 30 bis 60 Sekunden Pause zwischen den Sätzen
2. **Zehenheben (Seite 26):** 8 bis 12 Wiederholungen für 2 bis 3 Sätze; 30 bis 60 Sekunden Pause zwischen den Sätzen
3. **Fersenheben in Rückenlage (Seite 94):** 8 bis 12 Wiederholungen für 2 bis 3 Sätze; 30 bis 60 Sekunden Pause zwischen den Sätzen
4. **Hüftkreisen im Stehen (Seite 50):** 8 bis 12 Wiederholungen für 2 bis 3 Sätze; 30 bis 60 Sekunden Pause zwischen den Sätzen

Bitte beachten

Da Sie sich bei diesen Übungen darauf konzentrieren, Ihren Gleichgewichtssinn herauszufordern, sollten Sie nur so wenig Unterstützung zu Hilfe nehmen wie unbedingt nötig. Halten Sie beim einbeinigen Kreuzheben Ihren Rücken gerade, indem Sie sich aus der Hüfte beugen, und wölben Sie Ihren unteren Rücken nicht.

1
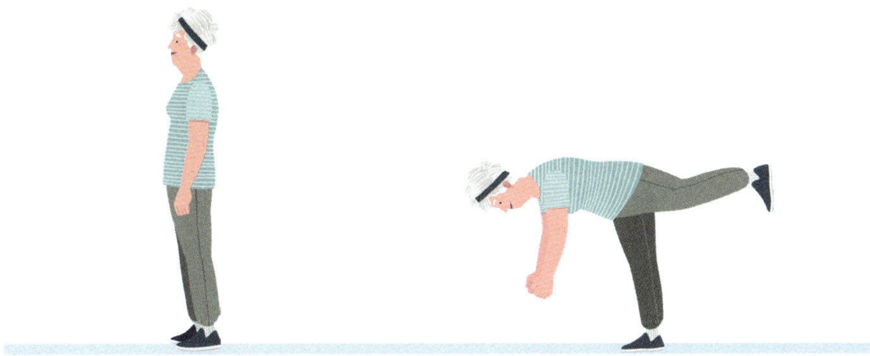

2
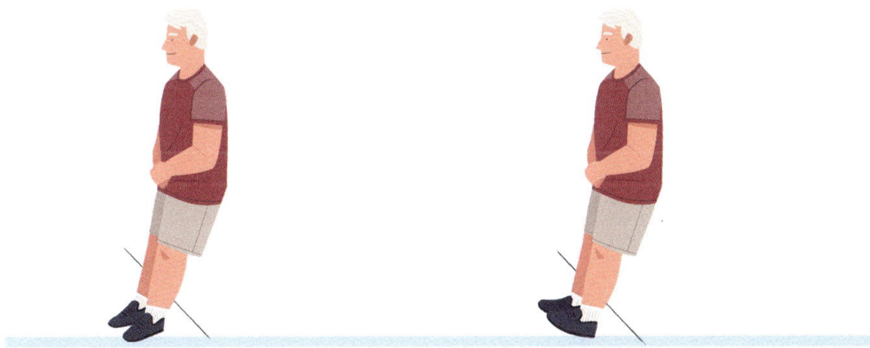

3
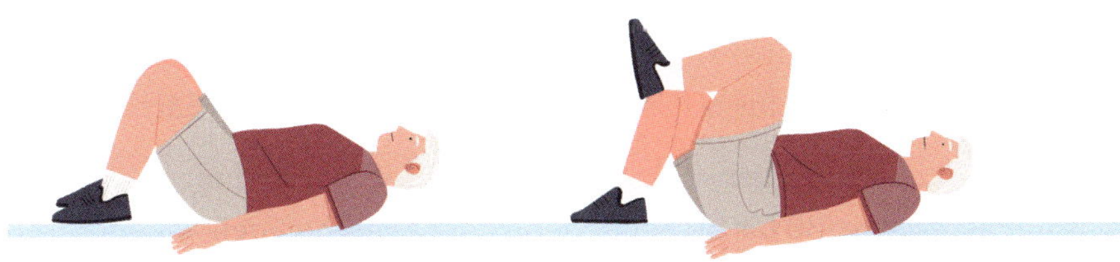

4
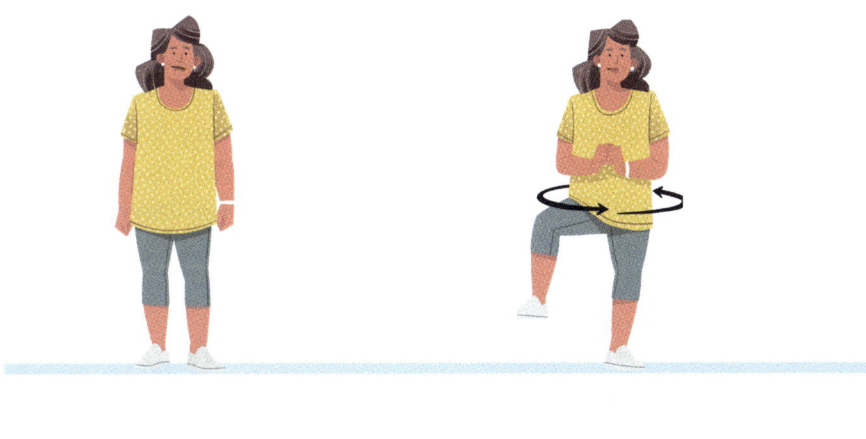

Kardio-Kickstart

Spezifischer Nutzen: Gleichgewicht, Knochendichte, Ausdauer, Stoffwechselgesundheit

Bringen Sie Ihr Herz-Kreislauf-System in Schwung, kurbeln Sie Ihren Stoffwechsel an und kräftigen Sie Ihren gesamten Körper – mit diesem Programm, das auf hochintensive Bewegungen setzt, bei denen mehrere Muskelgruppen gleichzeitig beansprucht werden. Es ist eine großartige Ausdauertrainingseinheit, welche die Stoffwechselgesundheit fördert. Durch die schnellen Arm- und Fußbewegungen wird Ihre Reaktionszeit geschult, was nicht nur Ihr Gleichgewicht verbessert, sondern auch Ihr Tennisspiel auf ein neues Niveau hebt!

Trainingsablauf

1. **Bergsteiger (Seite 34):** 8 bis 12 Wiederholungen für 2 bis 3 Sätze; 30 bis 60 Sekunden Pause zwischen den Sätzen
2. **Power-Boxen (Seite 58):** 8 bis 10 Wiederholungen für 2 bis 3 Sätze; 30 bis 60 Sekunden Pause zwischen den Sätzen
3. **Kniebeugen mit Heben (Seite 20):** 6 bis 10 Wiederholungen für 2 bis 3 Sätze; 30 bis 60 Sekunden Pause zwischen den Sätzen
4. **Ausfallschritt nach vorn (Seite 38):** 8 bis 10 Wiederholungen für 2 bis 3 Sätze; 30 bis 60 Sekunden Pause zwischen den Sätzen

Bitte beachten

Konzentrieren Sie sich darauf, während des gesamten Programms die korrekte Ausführung und eine angemessene Intensität beizubehalten. Beginnen Sie in einem angenehmen Tempo und steigern Sie die Geschwindigkeit und Intensität allmählich, wenn sich Ihr Fitnessniveau verbessert. Das Ziel ist, sich so schnell und sicher wie möglich zu bewegen.

1

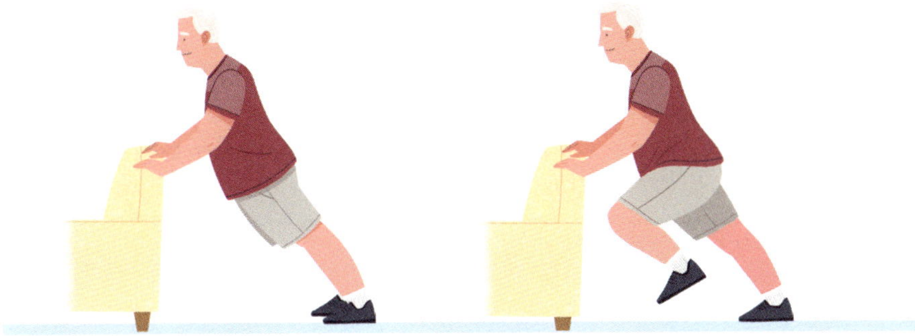

2

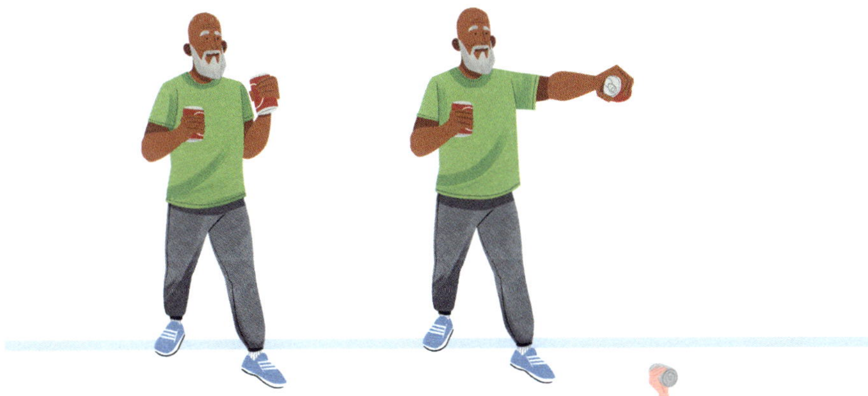

3

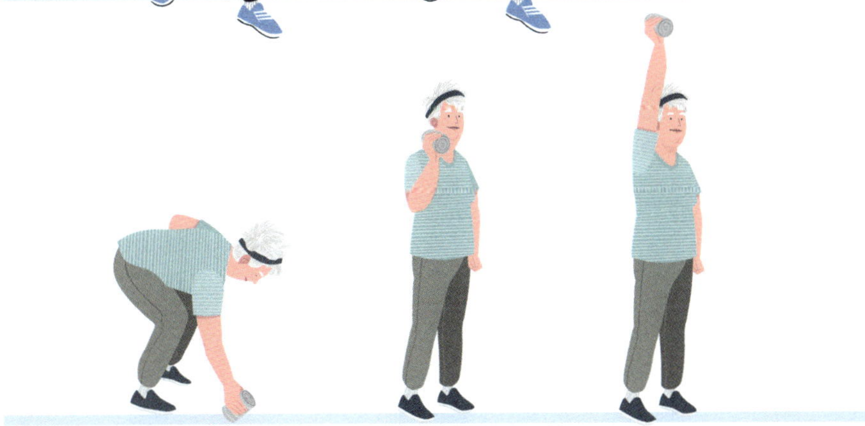

4

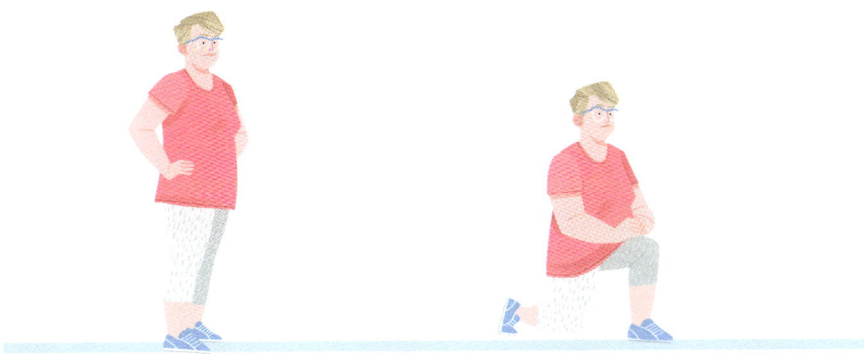

Aktive Arme

Spezifischer Nutzen: Hilfe bei Beschwerden und Schmerzen, Gelenkgesundheit, Beweglichkeit, Muskelmasse

Entfesseln Sie die Kraft Ihres Oberkörpers – mit diesem Programm, das auf die Gesundheit Ihrer Schultern, die Verbesserung Ihrer Beweglichkeit und die Linderung von Schmerzen abzielt. Aktivitäten wie Überkopfheben, Gepäcktragen und verschiedene Sportarten erfordern starke und bewegliche Schultern. Ein altersbedingter Rückgang der Armkraft kann Ihre Schultern anfälliger für Verletzungen machen. Die Muskeln in Ihren Armen, insbesondere der Bizeps und der Trizeps, spielen eine entscheidende Rolle dabei, das Schultergelenk während der Bewegung zu stabilisieren. Dieses Programm sorgt dafür, dass Ihre Schultern gesund und schmerzfrei bleiben.

Trainingsablauf

1. **Seitheben (Seite 66):** 8 bis 12 Wiederholungen für 2 bis 3 Sätze; 30 bis 60 Sekunden Pause zwischen den Sätzen
2. **Bizeps-Curls (Seite 68):** 8 bis 12 Wiederholungen für 2 bis 3 Sätze; 30 bis 60 Sekunden Pause zwischen den Sätzen
3. **Trizepsdrücken (Seite 80):** 8 bis 12 Wiederholungen für 2 bis 3 Sätze; 30 bis 60 Sekunden Pause zwischen den Sätzen
4. **Schulterheben (Seite 70):** 8 bis 12 Wiederholungen für 2 bis 3 Sätze; 30 bis 60 Sekunden Pause zwischen den Sätzen

Bitte beachten

Führen Sie über den gesamten Bewegungsumfang hinweg langsame und kontrollierte Bewegungen aus. Konzentrieren Sie sich darauf, Ihre Schulterblätter nach hinten und unten zu ziehen und Ihren Rumpf anzuspannen.

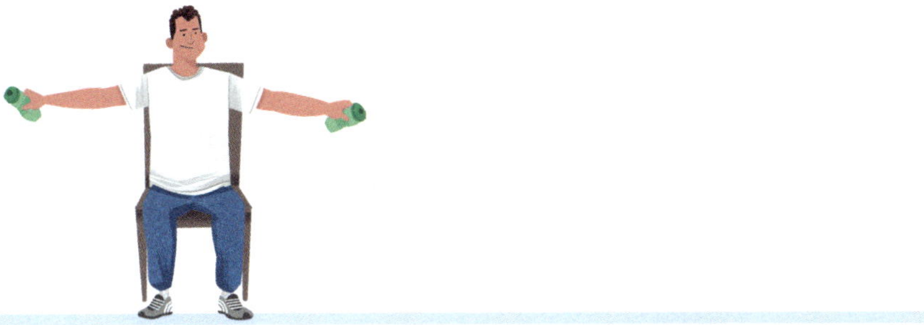

1

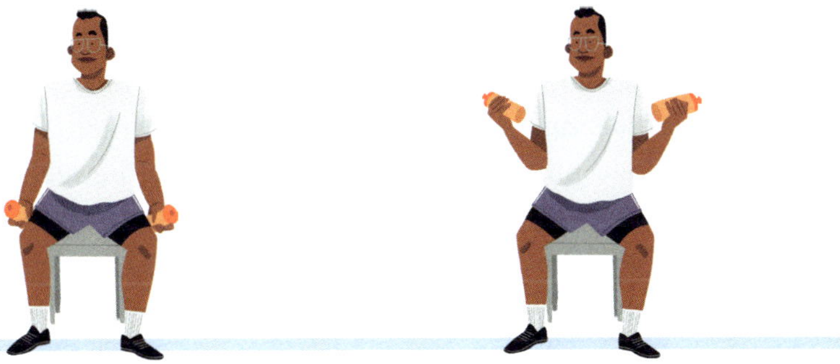

2

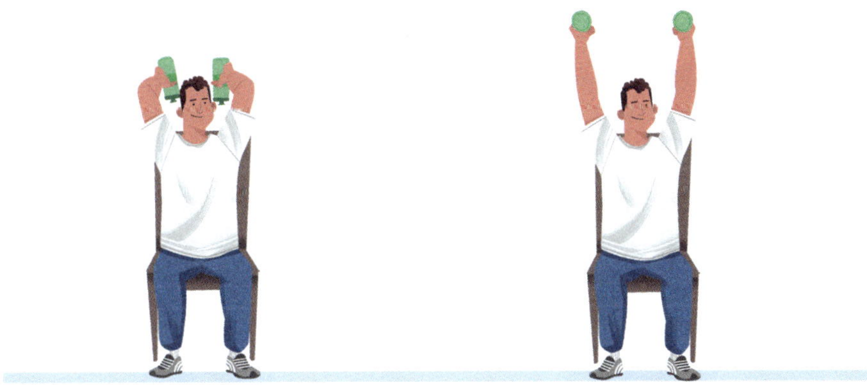

3

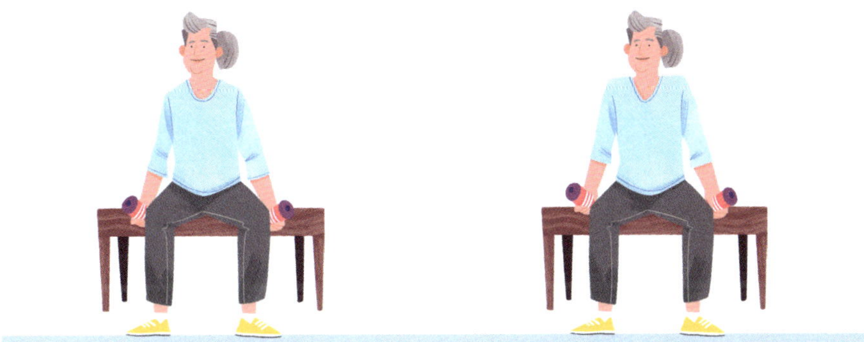

4

Rund um den Rumpf

Spezifischer Nutzen: Hilfe bei Beschwerden und Schmerzen, Gleichgewicht, Knochendichte, Ausdauer

Sie können die Knochendichte in Ihrer Wirbelsäule erhöhen, indem Sie die Rumpfmuskeln anspannen, was indirekt das Knochenwachstum anregt und zur allgemeinen Knochengesundheit beiträgt. Darüber hinaus unterstützt ein starker Rumpf das Gleichgewicht, da er Ihnen ein stabiles Fundament bietet. Nutzen Sie dieses Programm, um Ihre Knochendichte zu erhöhen, Schmerzen im unteren Rücken zu reduzieren und Ihr Gleichgewicht zu verbessern. Eine erhöhte Rumpfstärke und -stabilität fördert eine gute Körperhaltung, verringert die Belastung Ihrer Wirbelsäule und lindert Schmerzen im unteren Rücken.

Trainingsablauf

1. **Toter Käfer (Seite 88):** 8 bis 10 Wiederholungen für 2 bis 3 Sätze; 30 bis 60 Sekunden Pause zwischen den Sätzen
2. **Fersengleiten in Rückenlage (Seite 96):** 8 bis 12 Wiederholungen für 2 bis 3 Sätze; 30 bis 60 Sekunden Pause zwischen den Sätzen
3. **Hüftbeugen (Seite 48):** 8 bis 12 Wiederholungen für 2 bis 3 Sätze; 30 bis 60 Sekunden Pause zwischen den Sätzen
4. **Knieheben (Seite 36):** 8 bis 12 Wiederholungen für 2 bis 3 Sätze; 30 bis 60 Sekunden Pause zwischen den Sätzen

Bitte beachten

Behalten Sie ein gleichmäßiges Atemmuster bei und konzentrieren Sie sich darauf, Ihre Bauchmuskeln anzuspannen. Wenn Sie im Rumpftraining noch unerfahren sind, beginnen Sie mit kürzeren Trainingseinheiten oder leichteren Varianten und steigern Sie mit zunehmender Kraft schrittweise die Intensität.

1

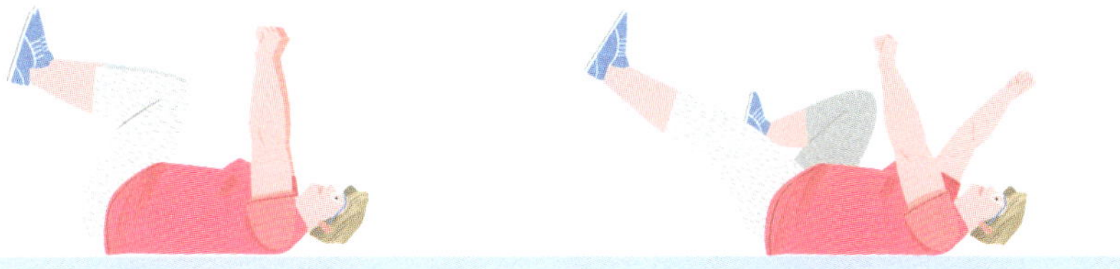

2

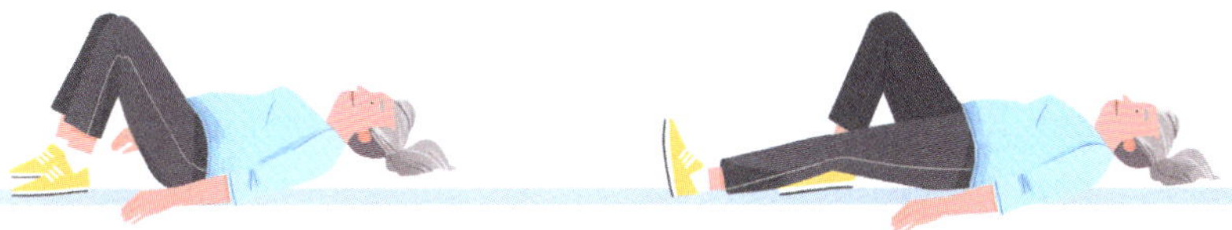

3

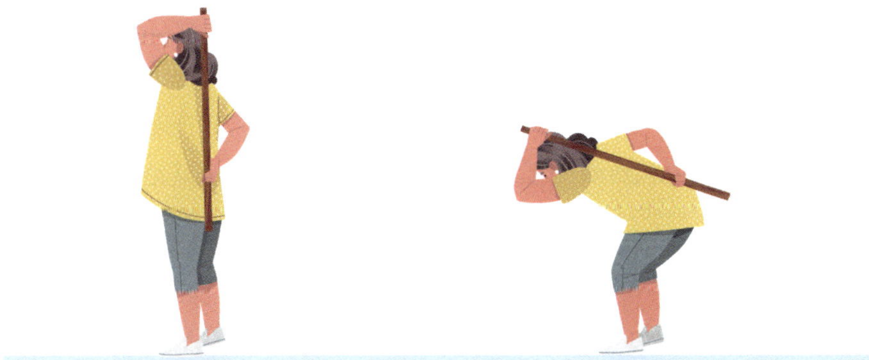

4

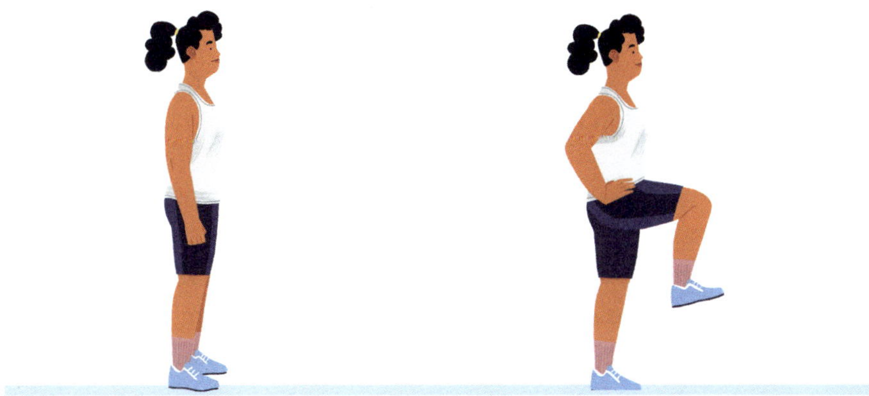

Ballsport-Basics

Spezifischer Nutzen: Knochendichte, Stoffwechselgesundheit

Gehören Sie zu den Millionen von Menschen, die Ballsportarten lieben? Dann ist dieses dynamische Programm, das darauf abzielt, das Spielfeld zu beherrschen, genau das Richtige für Sie! Bergsteiger machen Sie schneller und stärken Ihre Hüfte, damit Sie sich besser seitlich bewegen können – und die Kräftigung des Oberkörpers wird Ihre Aufschläge auf die nächste Stufe heben.

Trainingsablauf

1. **Ausfallschritt zur Seite (Seite 40):** 8 bis 12 Wiederholungen für 2 bis 3 Sätze; 30 bis 60 Sekunden Pause zwischen den Sätzen
2. **Umgekehrtes Fliegen (Seite 82):** 8 bis 12 Wiederholungen für 2 bis 3 Sätze; 30 bis 60 Sekunden Pause zwischen den Sätzen
3. **Bergsteiger (Seite 34):** 8 bis 12 Wiederholungen für 2 bis 3 Sätze; 30 bis 60 Sekunden Pause zwischen den Sätzen
4. **Liegestütz an der Wand (Seite 60):** 8 bis 12 Wiederholungen für 2 bis 3 Sätze; 30 bis 60 Sekunden Pause zwischen den Sätzen

Bitte beachten

Wenn Sie zwischen Oberkörper- und Unterkörperübungen abwechseln, bleiben Ihre Muskeln frisch und Sie können Ihre Leistung maximieren. Da bei diesen Übungen die Power im Vordergrund steht, erhöhen Sie das Tempo, sobald Sie sich mit dem Programm vertraut gemacht haben, so schnell und so sicher wie möglich. Konzentrieren Sie sich dabei auf zügige Fuß- und Armbewegungen.

1

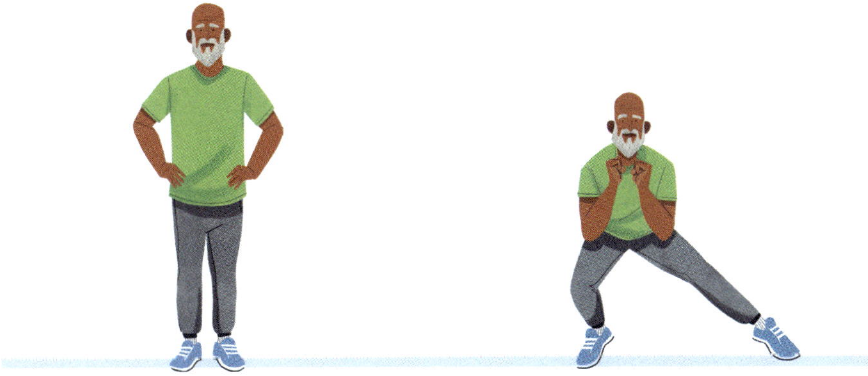

2

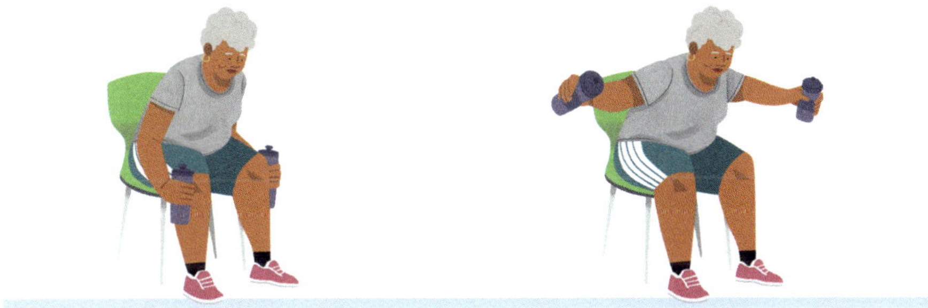

3

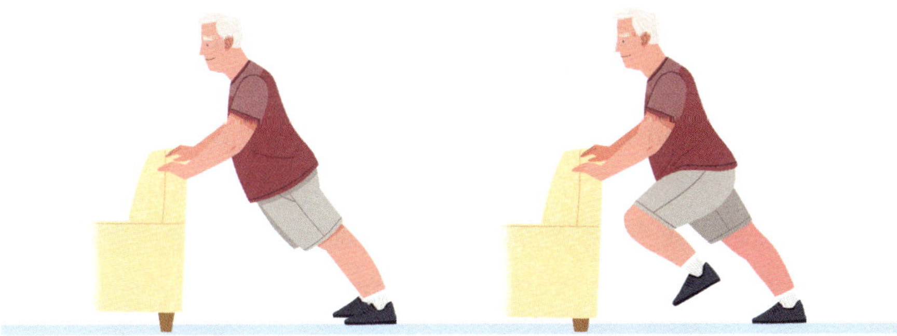

4

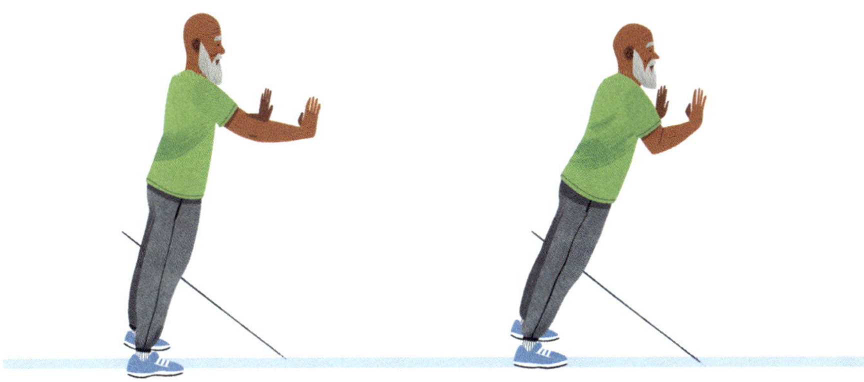

Kräftige Knochen

Spezifischer Nutzen: Gleichgewicht, Knochendichte, Stoffwechselgesundheit

Es ist normal, dass die Knochendichte mit dem Alter abnimmt, aber Sie können Ihre Knochengesundheit durch Krafttraining und Übungen mit Gewichten verbessern. Mit diesem Programm stärken Sie Ihre Knochen und werden nahezu unzerbrechlich, denn es fördert den Aufbau der Muskeln, die zum Gehen benötigt werden, kräftigt Ihre Hüfte, damit Sie sich besser seitlich bewegen können, steigert Ihre Power für das Treppensteigen und unterstützt Ihr Gleichgewicht.

Trainingsablauf

1. **Storch (Seite 22):** Pro Satz 10 bis 15 Sekunden lang halten für 2 bis 3 Sätze pro Seite; 30 bis 60 Sekunden Pause zwischen den Sätzen
2. **Aufsteiger (Seite 56):** 8 bis 10 Wiederholungen für 2 bis 3 Sätze; 30 bis 60 Sekunden Pause zwischen den Sätzen
3. **Bauerngang (Seite 54):** 15 bis 20 Schritte pro Satz für 2 bis 3 Sätze; 30 bis 60 Sekunden Pause zwischen den Sätzen
4. **Schulterdrücken (Seite 78):** 8 bis 12 Wiederholungen für 2 bis 3 Sätze; 30 bis 60 Sekunden Pause zwischen den Sätzen

Bitte beachten

Der Storch ist eine großartige Aufwärmübung und bereitet Sie auf den anspruchsvolleren Bauerngang vor. Halten Sie dabei in jeder Hand dasselbe Gewicht und vergessen Sie nicht, mit zunehmender Kraft das Gewicht zu erhöhen, um sich weiterhin herauszufordern.

1

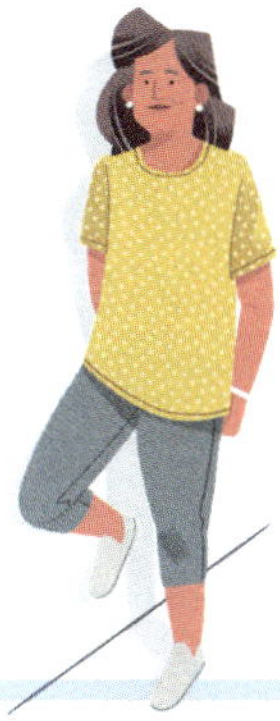

2

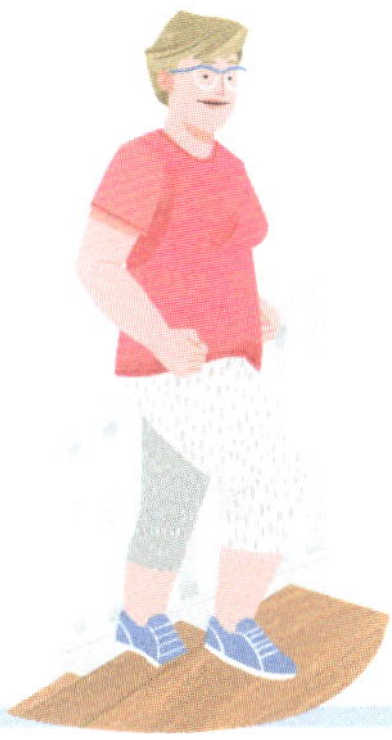

3

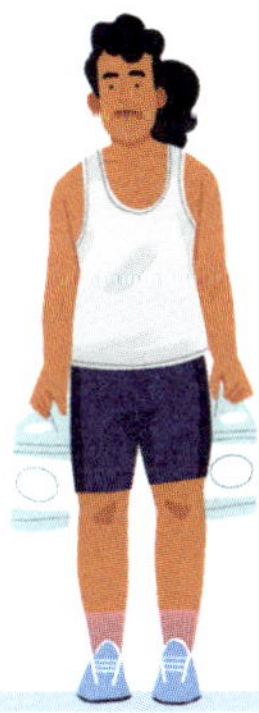

4

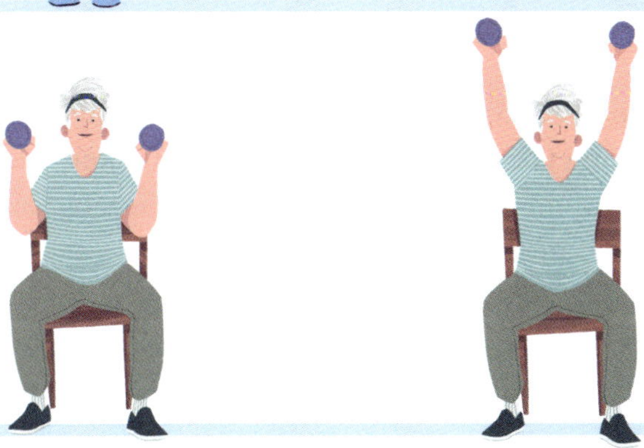

Leistungsstark laufen

Spezifischer Nutzen: Gleichgewicht, Ausdauer, Stoffwechselgesundheit

Täglich 20 bis 30 Minuten spazieren zu gehen fördert die langfristige Gesundheit, da es sowohl die Herz-Kreislauf- als auch die Stoffwechselgesundheit unterstützt und hilft, starke Knochen zu erhalten. Schwierigkeiten beim Gehen entstehen oft aufgrund eines schwachen Unterkörpers und steifer Knöchel. Diese Übungen verbessern die Reaktionszeit und damit auch Gleichgewicht und Sicherheit, stärken die Knöchel, um ein Schlurfen zu verhindern, und kräftigen die Hüfte, damit Sie Hügel und Treppen mühelos bewältigen können. Nach diesem Programm werden Sie selbstbewusst und stabil laufen.

Trainingsablauf

1. **Bauerngang (Seite 54):** 15 bis 20 Schritte pro Satz für 2 bis 3 Sätze; 30 bis 60 Sekunden Pause zwischen den Sätzen
2. **Zehenheben (Seite 26):** 8 bis 12 Wiederholungen für 2 bis 3 Sätze; 30 bis 60 Sekunden Pause zwischen den Sätzen
3. **Hüftabduktion im Stehen (Seite 32):** 8 bis 10 Wiederholungen für 2 bis 3 Sätze; 30 bis 60 Sekunden Pause zwischen den Sätzen
4. **Power-Boxen (Seite 58):** 8 bis 10 Wiederholungen für 2 bis 3 Sätze; 30 bis 60 Sekunden Pause zwischen den Sätzen

Bitte beachten

Wärmen Sie sich mit diesen Übungen auf, bevor Sie spazieren gehen, und steigern Sie nach und nach die Dauer und Intensität, während Ihre Kraft und Ausdauer zunehmen. Erhöhen Sie die Geschwindigkeit und die Kraft beim Power-Boxen, sobald Sie sich sicherer fühlen.

1

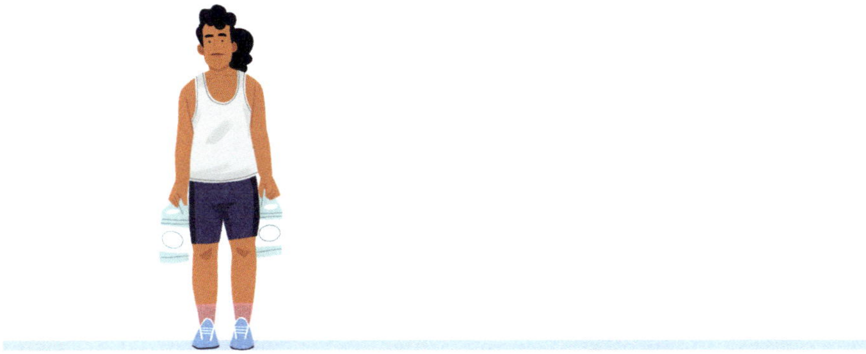

2

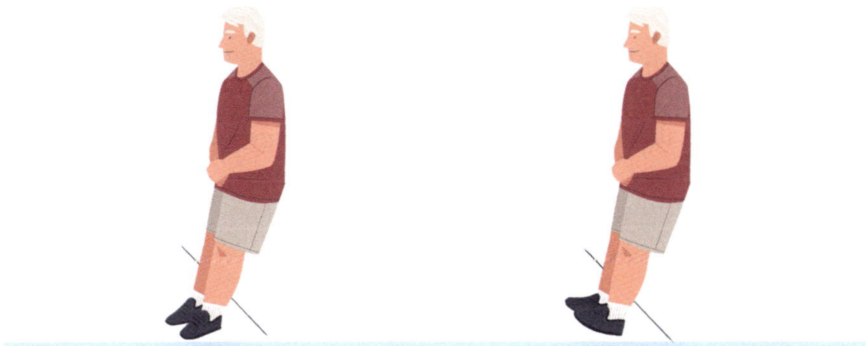

3

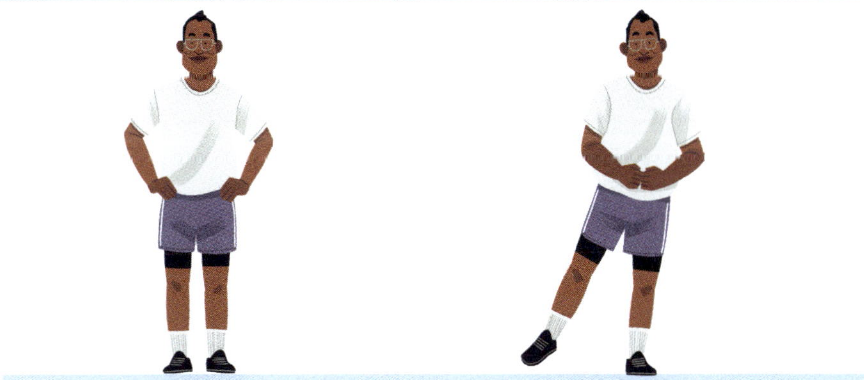

4

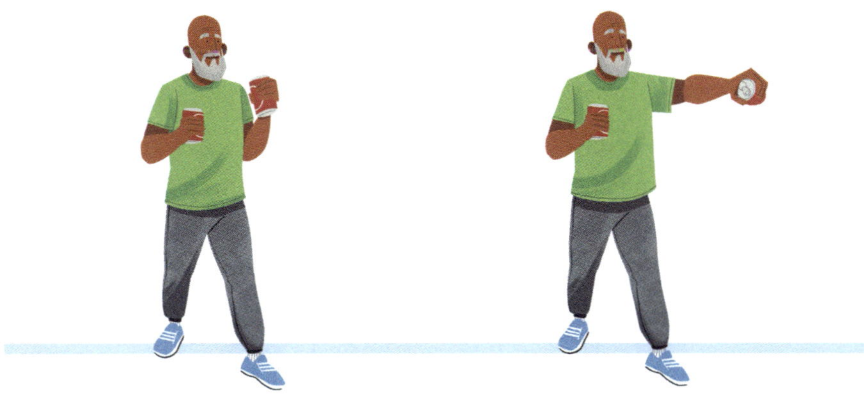

Garten gesund

Spezifischer Nutzen: Beschwerden und Schmerzen, Ausdauer, Beweglichkeit

Beim Gärtnern graben Sie draußen in der Erde, was nicht nur Ihr Wohlbefinden steigert, sondern auch Stress abbaut. Dieses Programm ist darauf ausgelegt, Ihren Körper auf die physischen Anforderungen der Gartenarbeit vorzubereiten und das Risiko von Rücken- und Hüftschmerzen zu verringern. Indem Sie sich auf Kniebeugen, Ausfallschritte und sichere Beugetechniken konzentrieren, entwickeln Sie die Kraft, Flexibilität und Ausdauer, die Sie benötigen, um Ihre Gartenarbeit wie ein Profi zu meistern.

Trainingsablauf

1. **Ausfallschritt nach hinten (Seite 42):** 8 bis 12 Wiederholungen für 2 bis 3 Sätze; 30 bis 60 Sekunden Pause zwischen den Sätzen
2. **Kniebeugen (Seite 18):** 8 bis 12 Wiederholungen für 2 bis 3 Sätze; 30 bis 60 Sekunden Pause zwischen den Sätzen
3. **Trizepsdrücken (Seite 80):** 8 bis 12 Wiederholungen für 2 bis 3 Sätze; 30 bis 60 Sekunden Pause zwischen den Sätzen
4. **Hüftbeugen (Seite 48):** 8 bis 12 Wiederholungen für 2 bis 3 Sätze; 30 bis 60 Sekunden Pause zwischen den Sätzen

Bitte beachten

Diese Übungen werden am besten langsam und kontrolliert sowie mit angespanntem Rumpf ausgeführt. Achten Sie bei den Kniebeugen auf ausreichend Stabilität, indem Sie Ihre Füße fest auf dem Boden lassen und die Brust anheben.

1
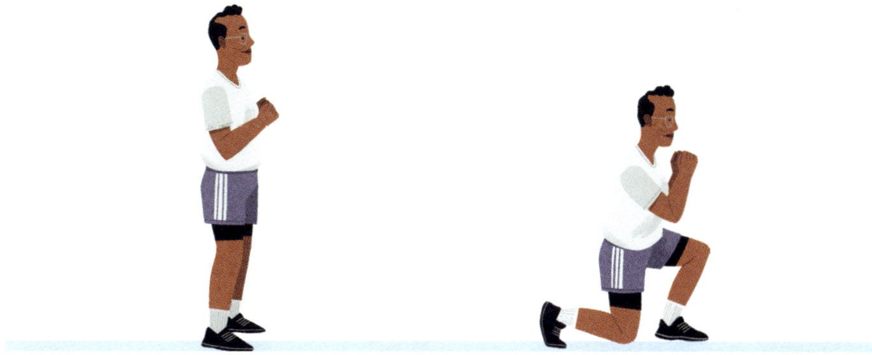

2
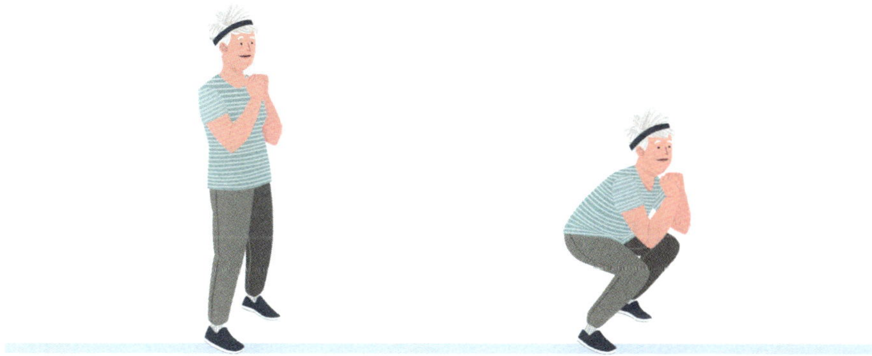

3
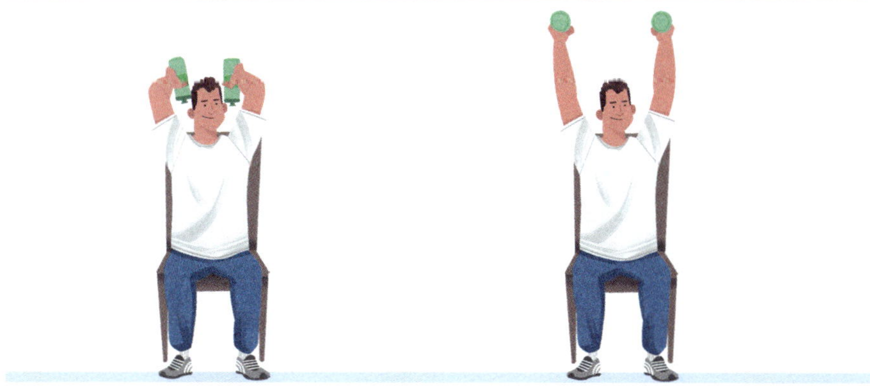

4
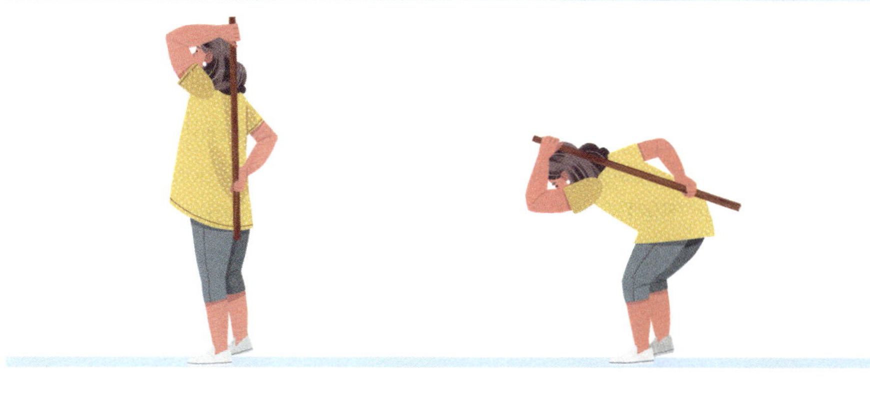

Kontrollierte Kraft

Spezifischer Nutzen: Knochendichte, Kraft, Ausdauer, Beweglichkeit, Körperhaltung

Mit diesem Programm werden das Schieben einer Schubkarre, der Frühjahrsputz oder das Umherbewegen von Kisten in Ihrer Garage zum Kinderspiel, da es sich auf die Kraft und Ausdauer Ihres Ober- und Unterkörpers konzentriert. Entwickeln Sie die Kraft in Hüfte, Rücken und Rumpf, die Sie benötigen, um sich sicher zu bewegen, verletzungsfrei zu bleiben und jedes Projekt in Angriff nehmen zu können.

Trainingsablauf

1. **Schulterblätter zusammenziehen (Seite 76):** 8 bis 12 Wiederholungen für 2 bis 3 Sätze; 30 bis 60 Sekunden Pause zwischen den Sätzen
2. **Rudern im Stehen (Seite 64):** 8 bis 12 Wiederholungen für 2 bis 3 Sätze; 30 bis 60 Sekunden Pause zwischen den Sätzen
3. **Ausfallschritt nach vorn (Seite 38):** 8 bis 12 Wiederholungen für 2 bis 3 Sätze; 30 bis 60 Sekunden Pause zwischen den Sätzen
4. **Kniebeugen mit Heben (Seite 20):** 6 bis 10 Wiederholungen für 2 bis 3 Sätze; 30 bis 60 Sekunden Pause zwischen den Sätzen

Bitte beachten

Halten Sie Ihre Wirbelsäule gerade, spannen Sie Ihren Rumpf an und bücken Sie sich aus der Hüfte heraus. Führen Sie die Kniebeugen mit Heben zunächst langsam aus und erhöhen Sie allmählich die Geschwindigkeit, sobald Sie sich sicherer fühlen und Ihre Kraft zunimmt.

1

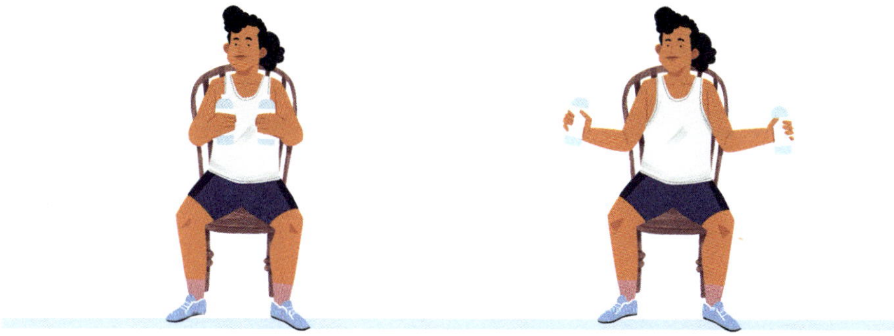

2

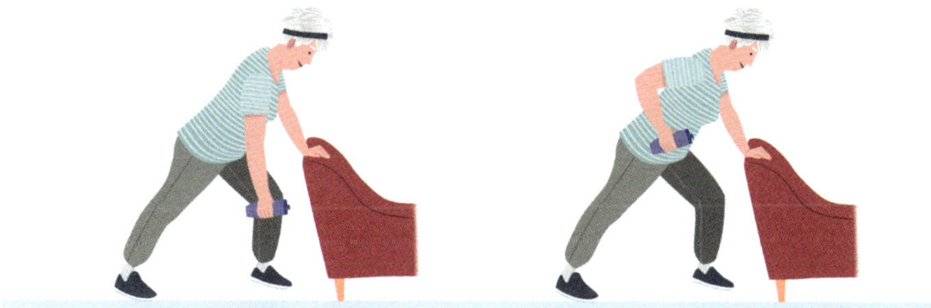

3

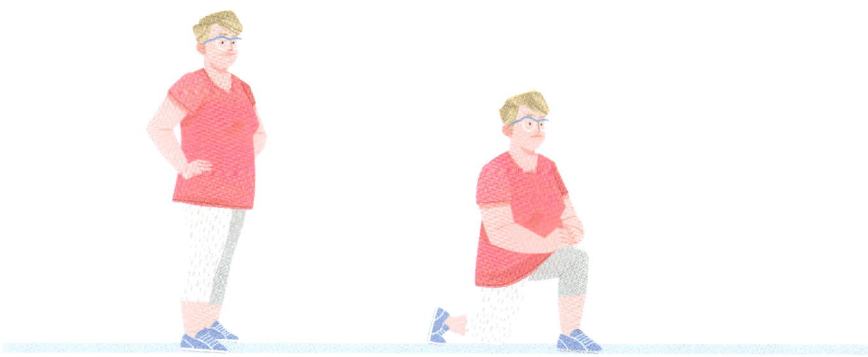

4

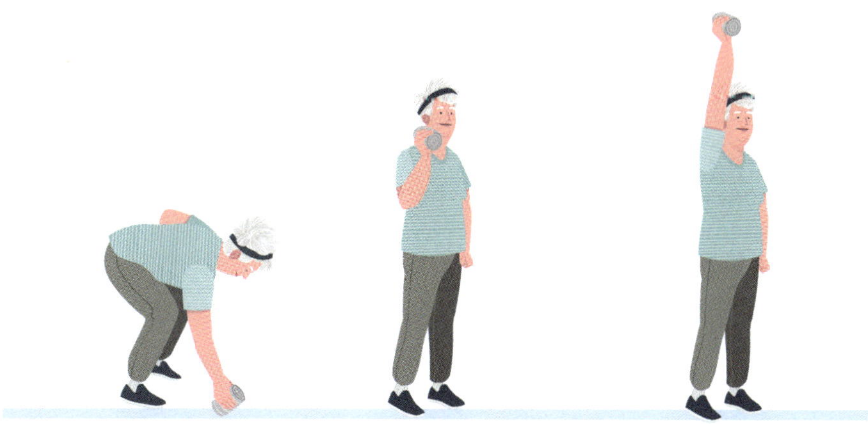

Hüft-Hüft-Hurra

Spezifischer Nutzen: Hilfe bei Beschwerden und Schmerzen, Gleichgewicht, Gelenkgesundheit

Verabschieden Sie sich mit diesem Programm von Ihren Hüftschmerzen, denn es erleichtert Alltagsbewegungen wie Hocken, Gehen und Treppensteigen, indem es die Hüftmuskeln kräftigt und die Rumpfstabilität steigert. Kräftigere Hüftmuskeln fördern zudem die Gelenkgesundheit und verbessern Gleichgewicht und Stabilität, was das Risiko von Stürzen und Verletzungen verringert.

Trainingsablauf

1. **Hüftabduktion im Stehen (Seite 32):** 8 bis 12 Wiederholungen für 2 bis 3 Sätze; 30 bis 60 Sekunden Pause zwischen den Sätzen
2. **Hüftextension im Stehen (Seite 30):** 8 bis 12 Wiederholungen für 2 bis 3 Sätze; 30 bis 60 Sekunden Pause zwischen den Sätzen
3. **Muschel (Seite 92):** 8 bis 12 Wiederholungen für 2 bis 3 Sätze; 30 bis 60 Sekunden Pause zwischen den Sätzen
4. **Ausfallschritt zur Seite (Seite 40):** 8 bis 12 Wiederholungen für 2 bis 3 Sätze; 30 bis 60 Sekunden Pause zwischen den Sätzen

Bitte beachten

Halten Sie bei der Hüftabduktion und Hüftextension im Stehen Ihre Hüfte gerade, achten Sie darauf, dass die Bewegung aus der Hüfte kommt, und hören Sie auf, wenn Sie merken, dass Ihr unterer Rücken mitwirken muss.

1

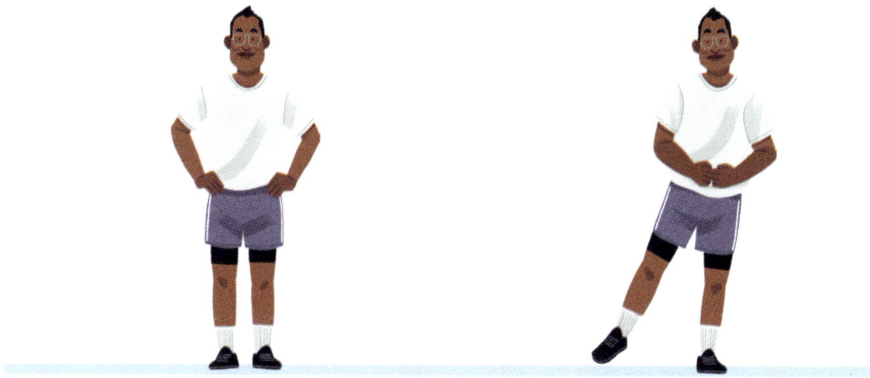

2

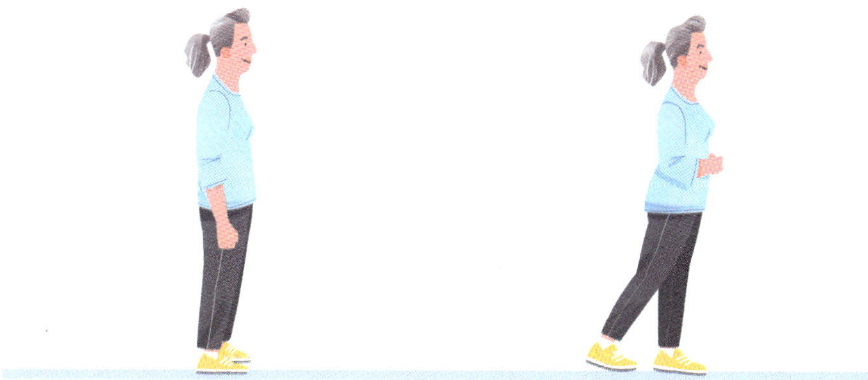

3

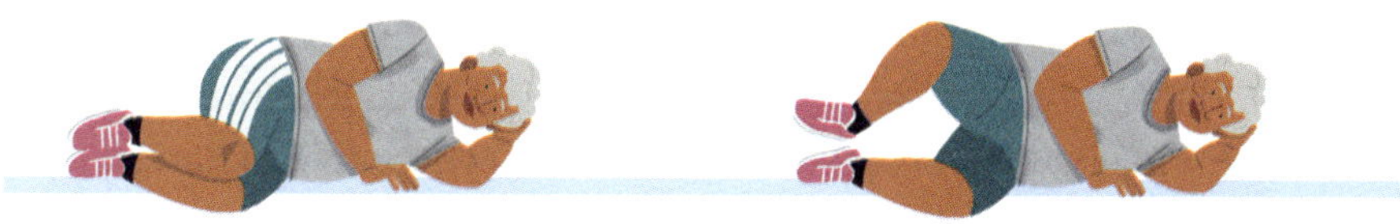

4

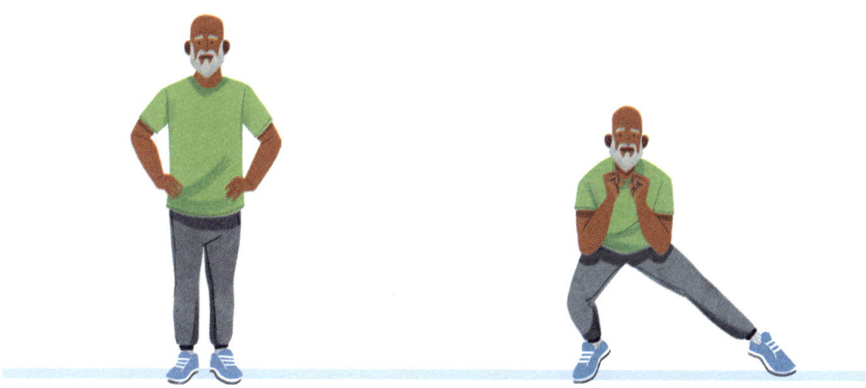

Rückenregeneration

Spezifischer Nutzen: Hilfe bei Beschwerden und Schmerzen, Gleichgewicht, Beweglichkeit

Nichts kann Ihren Tatendrang und Ihre Stimmung so stark beeinträchtigen wie Schmerzen im unteren Rücken. Dieses Programm adressiert mehrere Aspekte der Rückengesundheit, darunter Rumpfkraft, korrekte Bewegungsmuster und eine verbesserte Hüftbeweglichkeit, damit Rückenschmerzen endlich der Vergangenheit angehören.

Trainingsablauf

1. **Hüftbeugen (Seite 48):** 8 bis 12 Wiederholungen für 2 bis 3 Sätze; 30 bis 60 Sekunden Pause zwischen den Sätzen
2. **Hüftkreisen im Stehen (Seite 50):** 8 bis 12 Wiederholungen für 2 bis 3 Sätze; 30 bis 60 Sekunden Pause zwischen den Sätzen
3. **Toter Käfer (Seite 88):** 8 bis 10 Wiederholungen für 2 bis 3 Sätze; 30 bis 60 Sekunden Pause zwischen den Sätzen
4. **Fersengleiten in Rückenlage (Seite 96):** 8 bis 12 Wiederholungen für 2 bis 3 Sätze; 30 bis 60 Sekunden Pause zwischen den Sätzen

Bitte beachten

Wenn Sie sich im Alltag bücken müssen, dann versuchen Sie, es so zu machen wie beim Hüftbeugen. Achten Sie beim Toten Käfer und Fersengleiten in Rückenlage darauf, dass Ihr unterer Rücken den Boden berührt. Beenden Sie die Übung oder wählen Sie eine leichtere Variante, wenn Sie merken, dass sich Ihr unterer Rücken wölbt.

1

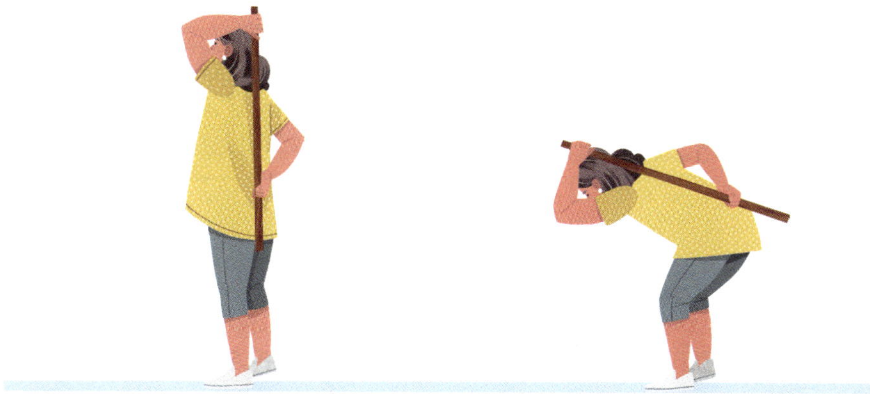

2

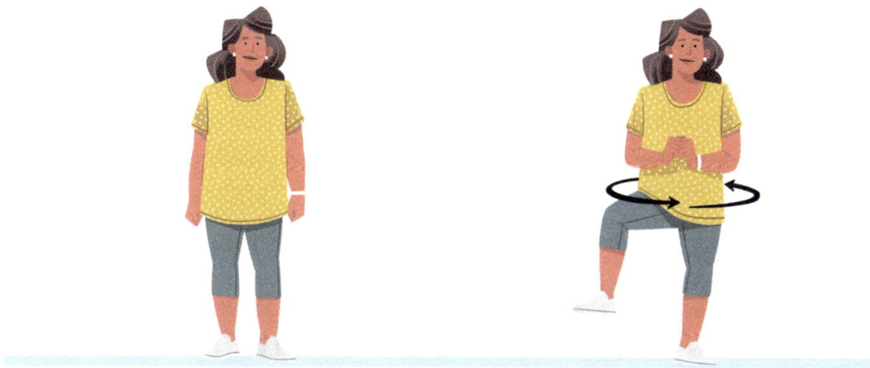

3

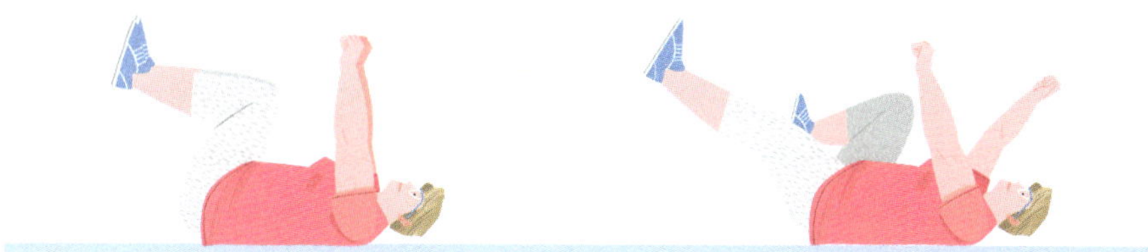

4

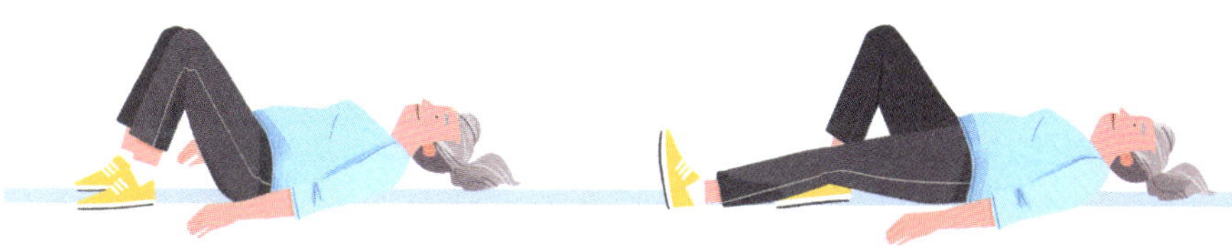

Starker Rumpf, starker Rücken

Spezifischer Nutzen: Hilfe bei Beschwerden und Schmerzen, Knochendichte, Ausdauer, Muskelmasse

Wenn Sie sich schon einmal beim Heben von Gegenständen am Rücken verletzt haben, sind Sie nicht allein. Unsachgemäße Hebetechniken und schwache Rumpfmuskeln sind häufige Ursachen für solche schmerzhaften Vorfälle. Dieses Programm vermittelt Ihnen sowohl das Wissen als auch die Übungen, die erforderlich sind, um Ihren Rücken zu schützen und einen widerstandsfähigen Rumpf aufzubauen. Indem Sie die Rumpfkraft steigern und lernen, richtig zu heben, können Sie das Verletzungsrisiko verringern, Schmerzen im unteren Rücken lindern und mehr Selbstvertrauen für Erledigungen im Alltag gewinnen.

Trainingsablauf

1. **Toter Käufer (Seite 88):** 8 bis 10 Wiederholungen für 2 bis 3 Sätze; 30 bis 60 Sekunden Pause zwischen den Sätzen
2. **Hüftextension im Stehen (Seite 30):** 8 bis 12 Wiederholungen für 2 bis 3 Sätze; 30 bis 60 Sekunden Pause zwischen den Sätzen
3. **Fersenheben in Rückenlage (Seite 94):** 8 bis 12 Wiederholungen für 2 bis 3 Sätze; 30 bis 60 Sekunden Pause zwischen den Sätzen
4. **Kreuzheben (Seite 44):** 8 bis 12 Wiederholungen für 2 bis 3 Sätze; 30 bis 60 Sekunden Pause zwischen den Sätzen

Bitte beachten

Stellen Sie sich beim Kreuzheben vor, Sie würden Ihre Füße in den Boden drücken, anstatt mit den Armen zu heben. Dadurch wird Ihr Rücken zusätzlich entlastet und Sie kräftigen Ihre Hüfte und Ihren unteren Rücken.

1

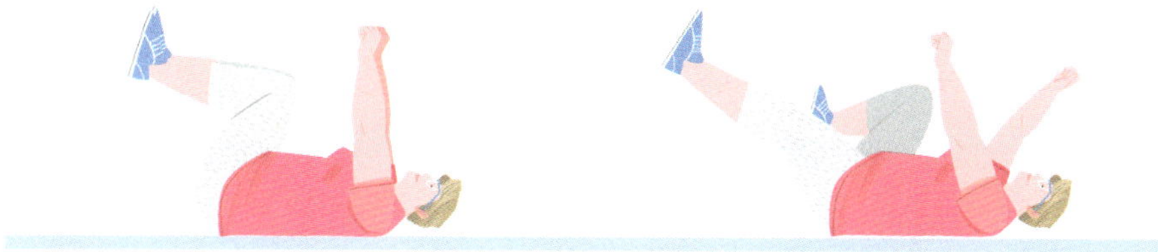

2

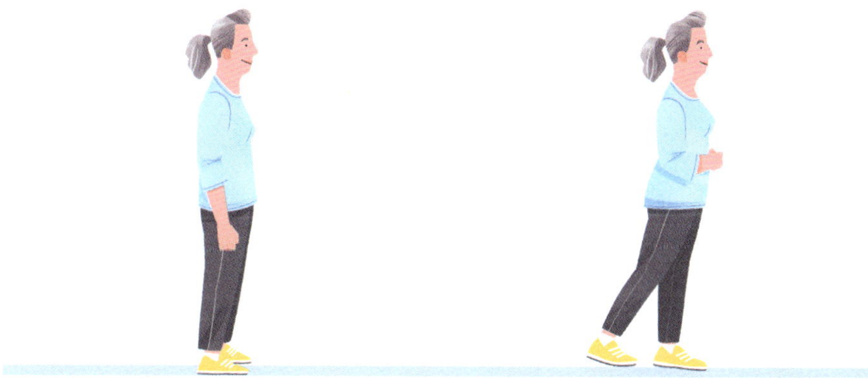

3

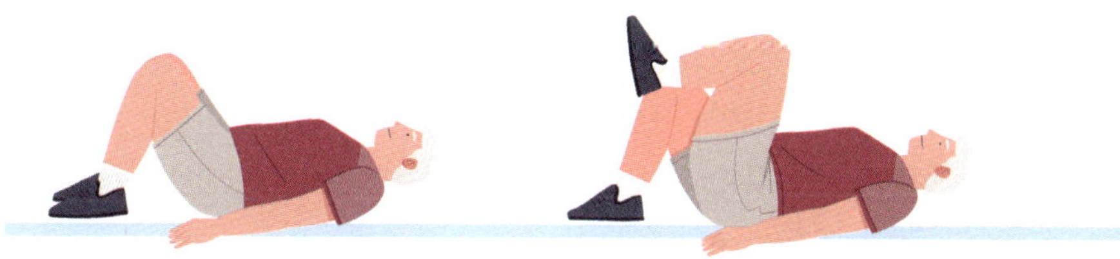

4

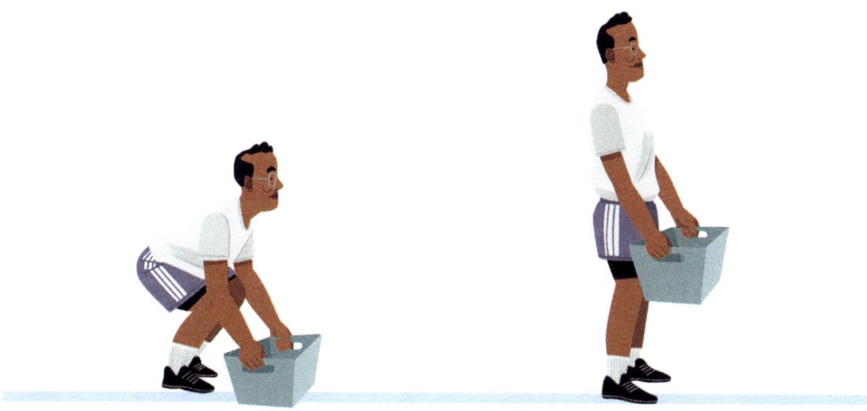

Explosive Energie

Spezifischer Nutzen: Gleichgewicht, Ausdauer, Stoffwechselgesundheit

Fühlen Sie sich ein bisschen energielos? Dieses anregende Programm wurde entwickelt, um Ihr Energieniveau zu revitalisieren, Ihre Power zu steigern, Ihre Muskelausdauer und Ihre Reaktionszeiten zu verbessern und Ihr Gleichgewicht zu stabilisieren. Durch eine Kombination aus Ober- und Unterkörperübungen, die auf Kraft, sichere Hebetechniken und Muskelausdauer abzielen, sind Sie bestens für jede Herausforderung gerüstet!

Trainingsablauf

1. **Kniebeugen mit Heben (Seite 20):** 6 bis 10 Wiederholungen für 2 bis 3 Sätze; 30 bis 60 Sekunden Pause zwischen den Sätzen
2. **Beinstrecken im Sitzen (Seite 86):** 8 bis 12 Wiederholungen für 2 bis 3 Sätze; 30 bis 60 Sekunden Pause zwischen den Sätzen
3. **Power-Boxen (Seite 58):** 8 bis 10 Wiederholungen für 2 bis 3 Sätze; 30 bis 60 Sekunden Pause zwischen den Sätzen
4. **Armkreisen (Seite 74):** 8 bis 12 Wiederholungen für 2 bis 3 Sätze; 30 bis 60 Sekunden Pause zwischen den Sätzen

Bitte beachten

Bei diesem Programm geht es um Power und darum, sich so schnell und sicher wie möglich zu bewegen. Sobald Sie sich mit den Übungen wohlfühlen, steigern Sie schrittweise die Intensität und die Geschwindigkeit der Bewegungen.

1

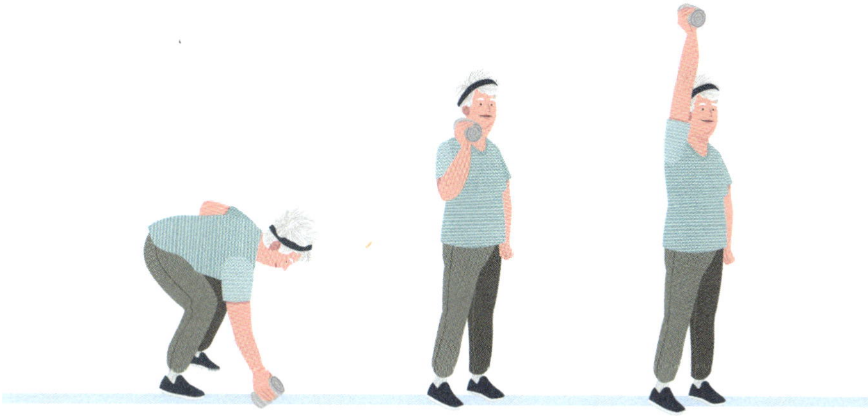

2

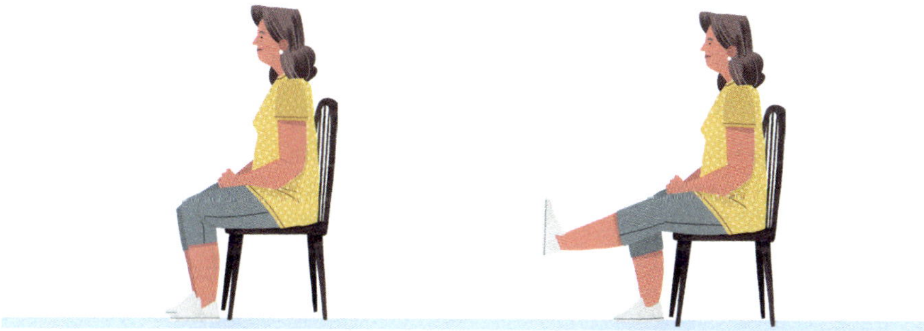

3

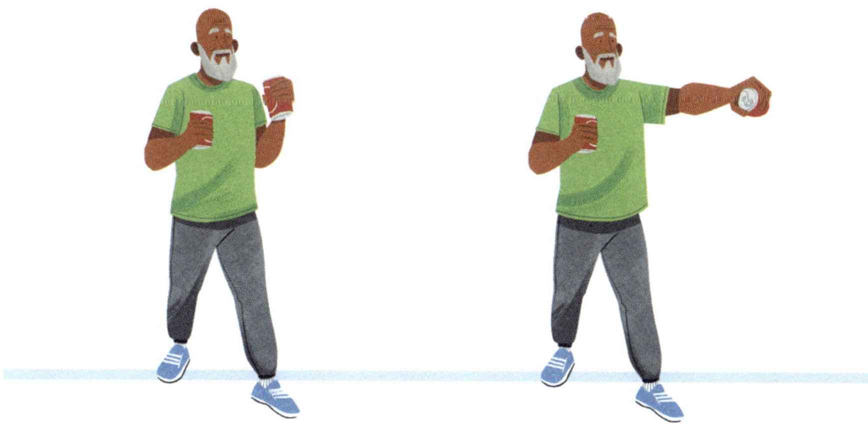

4

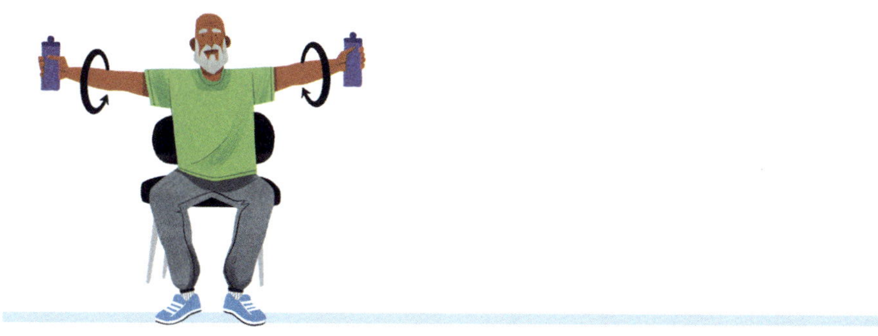

Raus aus der Komfortzone

Spezifischer Nutzen: Ausdauer, Energie, Beweglichkeit

Dieses Programm richtet sich an alle, die gerne draußen campen, Rad fahren und wandern. Es hilft Ihnen nicht nur, fit zu bleiben, sondern fördert auch Ihre Abenteuerlust, stimuliert Ihr Immunsystem, verbessert Ihre geistige Gesundheit und ermöglicht es Ihnen, die Welt um Sie herum weiterhin zu erkunden. Durch die Kombination von Übungen, die Gleichgewicht, Power, Kraft und Reaktionszeit trainieren, entwickeln Sie das Selbstvertrauen, um jedes Outdoorabenteuer souverän zu meistern.

Trainingsablauf

1. **Bergsteiger (Seite 34):** 8 bis 12 Wiederholungen für 2 bis 3 Sätze; 30 bis 60 Sekunden Pause zwischen den Sätzen
2. **Einbeiniges Kreuzheben (Seite 46):** 8 bis 12 Wiederholungen pro Bein für 2 bis 3 Sätze; 30 bis 60 Sekunden Pause zwischen den Sätzen
3. **Beinstrecken im Sitzen (Seite 86):** 8 bis 12 Wiederholungen für 2 bis 3 Sätze; 30 bis 60 Sekunden Pause zwischen den Sätzen
4. **Aufsteiger (Seite 56):** 8 bis 12 Wiederholungen für 2 bis 3 Sätze; 30 bis 60 Sekunden Pause zwischen den Sätzen

Bitte beachten

Da die Bergsteiger und Aufsteiger darauf abzielen, Ihre Geschwindigkeit zu erhöhen, steigern Sie das Tempo, sobald Sie sich wohlfühlen, und fordern Sie sich selbst heraus. Denken Sie daran, stabile und rutschfeste Schuhe zu tragen.

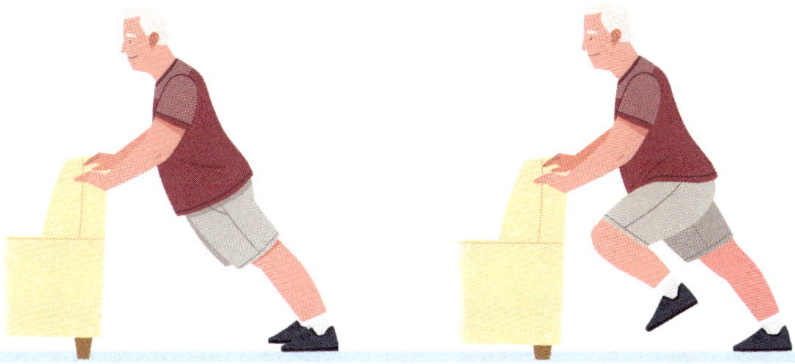

1

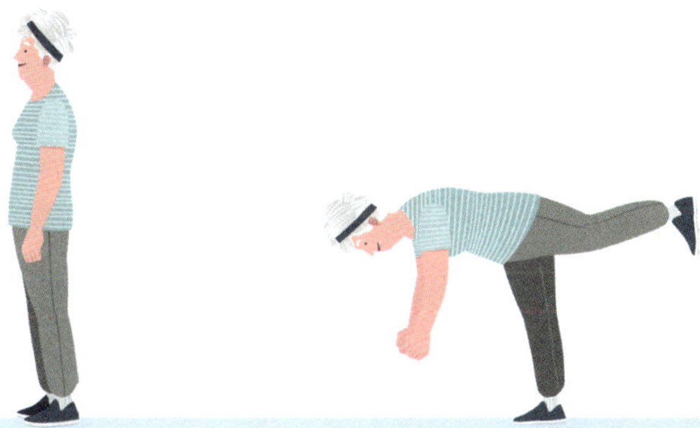

2

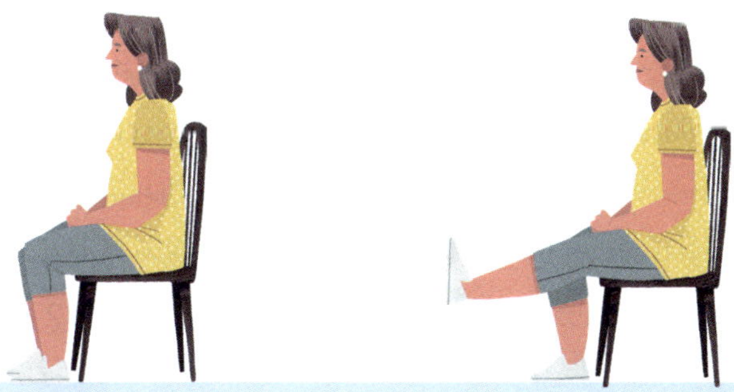

3

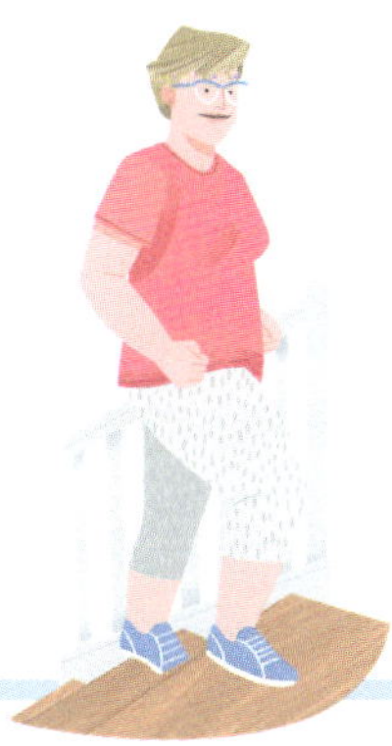

4

Korrekte Körperhaltung

Spezifischer Nutzen: Hilfe bei Beschwerden und Schmerzen, Ausdauer, Beweglichkeit

Besser aussehen, sich besser fühlen – das erreichen Sie mit diesem Programm, das darauf abzielt, Ihre Körperhaltung zu perfektionieren. Das kann sich positiv auf die geistige Gesundheit auswirken, indem sie das Selbstvertrauen stärkt, die allgemeine Stimmung hebt und das Wohlbefinden fördert. Eine schlechte Körperhaltung wird oft durch schwache obere Rückenmuskeln verursacht. Dieses Programm zielt auf die Kräftigung des Oberkörpers ab, insbesondere auf die Muskeln rund um die Schulterblätter, fördert eine korrekte Körperhaltung und verringert das Risiko von Schulter- und Nackenschmerzen.

Trainingsablauf

1. **Umgekehrtes Fliegen (Seite 82):** 8 bis 12 Wiederholungen für 2 bis 3 Sätze; 30 bis 60 Sekunden Pause zwischen den Sätzen
2. **Schulterblätter zusammenziehen (Seite 76):** 8 bis 12 Wiederholungen für 2 bis 3 Sätze; 30 bis 60 Sekunden Pause zwischen den Sätzen
3. **Liegestütz an der Wand (Seite 60):** 8 bis 12 Wiederholungen für 2 bis 3 Sätze; 30 bis 60 Sekunden Pause zwischen den Sätzen
4. **Frontheben (Seite 72):** 8 bis 12 Wiederholungen für 2 bis 3 Sätze; 30 bis 60 Sekunden Pause zwischen den Sätzen

Bitte beachten

Ziehen Sie Ihre Schulterblätter bei allen Übungen nach hinten und unten und spüren Sie, wie sich die Muskeln zwischen Ihren Schulterblättern zusammenziehen. Ihr Hals bleibt gerade, in einer Linie mit Ihrem Rücken, und Sie blicken weder nach oben noch nach unten.

1

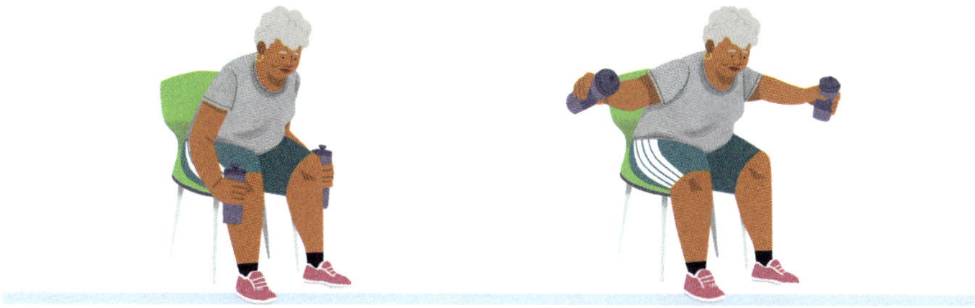

2

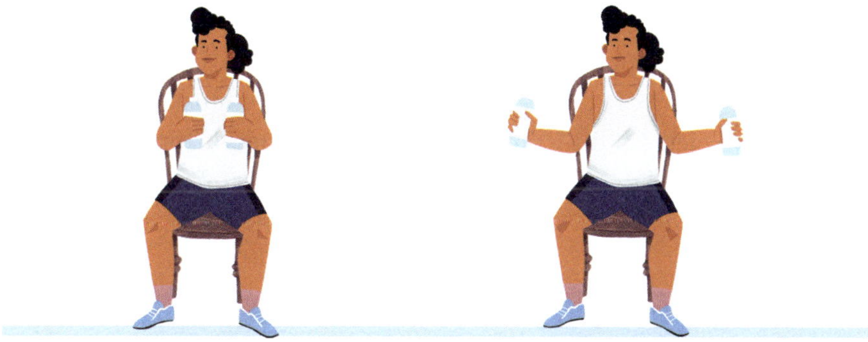

3

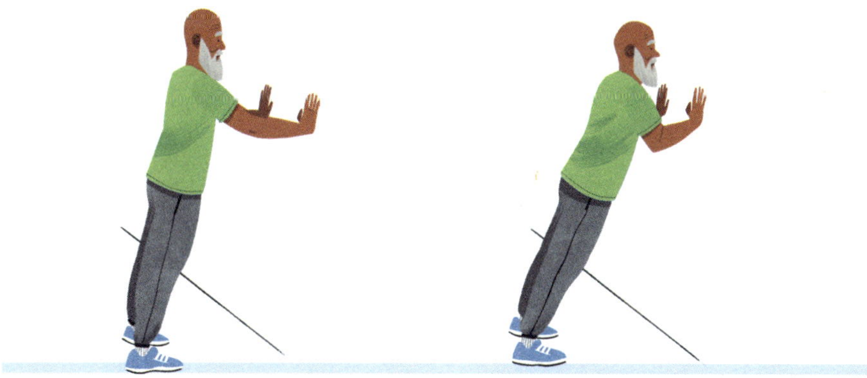

4

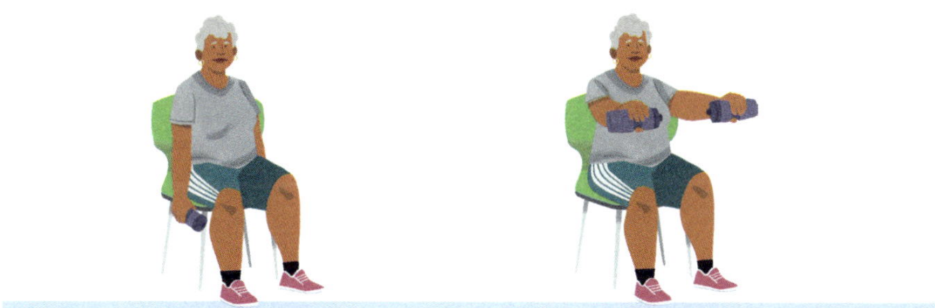

Stark auf Reisen

Spezifischer Nutzen: Gleichgewicht, Beweglichkeit

Bereit für ein Abenteuer? Mit diesem Programm erobern Sie die Straßen und entfesseln Ihre Kraft. Auf Reisen benötigen Sie Kraft im Oberkörper und Unterkörper, damit Sie heben, packen und weite Strecken in Angriff nehmen können. Dieses Programm kombiniert Übungen zur Kräftigung der Beinmuskeln und der Zieh- und Drückmuskeln Ihres Oberkörpers sowie zur Verbesserung Ihres Gleichgewichts auf einem Bein, um Stürzen vorzubeugen.

Trainingsablauf

1. **Trizeps-Kickbacks (Seite 62):** 8 bis 12 Wiederholungen für 2 bis 3 Sätze; 30 bis 60 Sekunden Pause zwischen den Sätzen
2. **Rudern im Stehen (Seite 64):** 8 bis 12 Wiederholungen für 2 bis 3 Sätze; 30 bis 60 Sekunden Pause zwischen den Sätzen
3. **Kniebeugen (Seite 18):** 8 bis 12 Wiederholungen für 2 bis 3 Sätze; 30 bis 60 Sekunden Pause zwischen den Sätzen
4. **Beinbeugen im Stehen (Seite 52):** 8 bis 12 Wiederholungen für 2 bis 3 Sätze; 30 bis 60 Sekunden Pause zwischen den Sätzen

Bitte beachten

Wenn Sie eine Belastung im unteren Rücken spüren, beenden Sie die Übung und stellen Sie sicher, dass Sie die Hüfte korrekt beugen. Erhöhen Sie die Gewichte schrittweise, wenn Sie stärker werden, um Ihre Kraft kontinuierlich zu steigern!

1

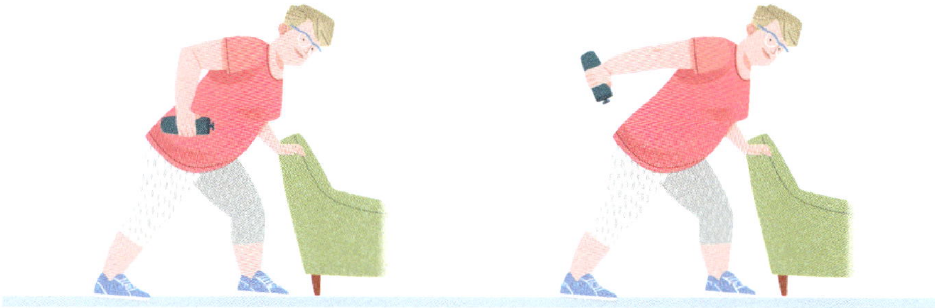

2

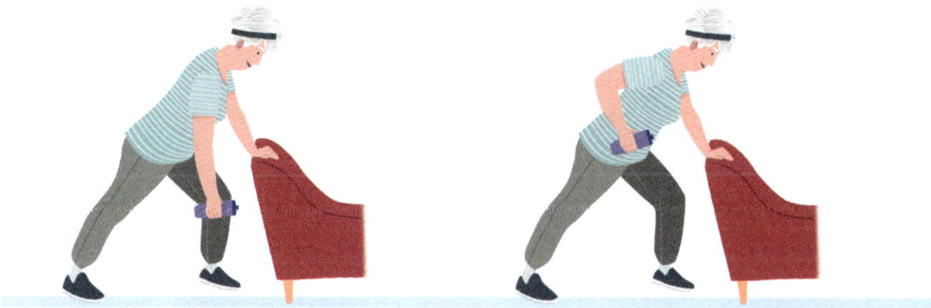

3

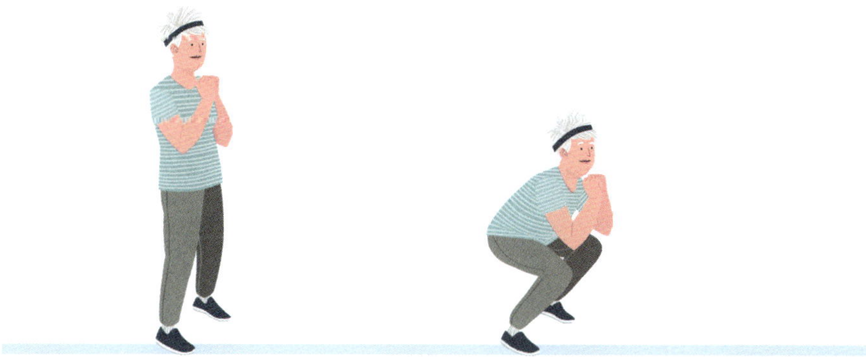

4

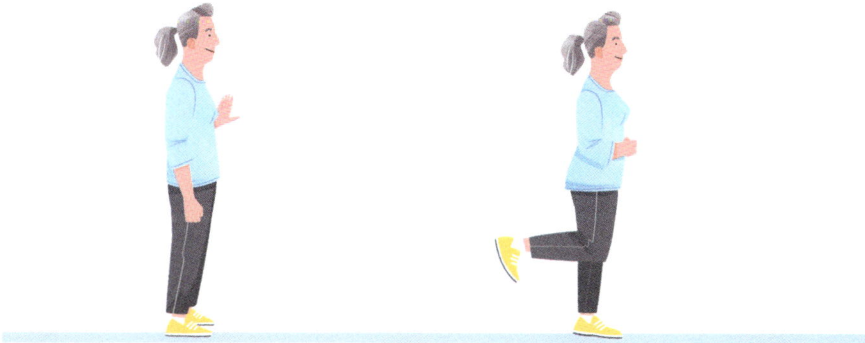

Weltenbummler-Gymnastik

Spezifischer Nutzen: Knochendichte, Ausdauer, Gelenkgesundheit

Wenn Sie die Abenteuer des Lebens lieben, egal ob nah oder fern, sind diese Übungen genau das Richtige für Sie, denn sie richten sich an alle, die sich von ihrem Alter nicht in ihren Reiseambitionen einschränken lassen wollen. Reisen erfordert Kraft, um Gepäck zu tragen, Ausdauer, um längere Strecken zu Fuß zurückzulegen, sowie Kraft und Beweglichkeit im Unterkörper, um die Treppen antiker Ruinen zu erklimmen. Dieses Programm bietet Ihnen eine Kombination aus Kräftigungsübungen für den gesamten Körper und die Knochen sowie Übungen, die auf die Verbesserung der Gelenkgesundheit abzielen.

Trainingsablauf

1. **Wandsitz (Seite 28):** 8 bis 12 Wiederholungen für 2 bis 3 Sätze; 30 bis 60 Sekunden Pause zwischen den Sätzen
2. **Aufsteiger (Seite 56):** 8 bis 10 Wiederholungen für 2 bis 3 Sätze; 30 bis 60 Sekunden Pause zwischen den Sätzen
3. **Stuhl-Dips (Seite 84):** 8 bis 12 Wiederholungen für 2 bis 3 Sätze; 30 bis 60 Sekunden Pause zwischen den Sätzen
4. **Bauerngang (Seite 54):** 15 bis 20 Schritte pro Satz für 2 bis 3 Sätze; 30 bis 60 Sekunden Pause zwischen den Sätzen

Bitte beachten

Stuhl-Dips können herausfordernd sein, wenn Ihre Armlehnen zu hoch sind. In diesem Fall können Sie ein Kissen auf die Sitzfläche legen, um Ihren Körper etwas anzuheben. Konzentrieren Sie sich beim Bauerngang darauf, Ihre Griffkraft zu steigern, und erhöhen Sie das Gewicht, um die Übung anspruchsvoller zu gestalten. Sie können sogar Gepäckstücke als Gewichte verwenden!

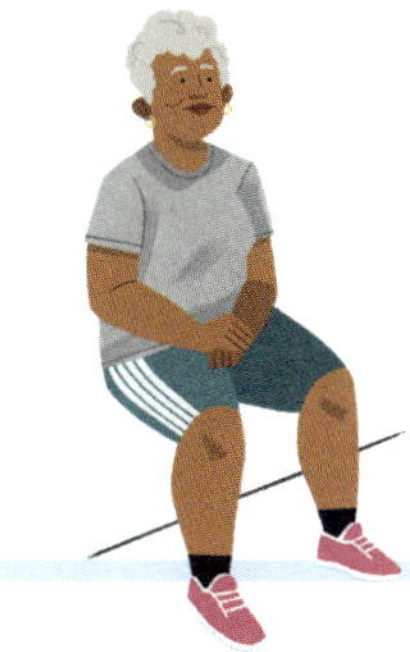

1

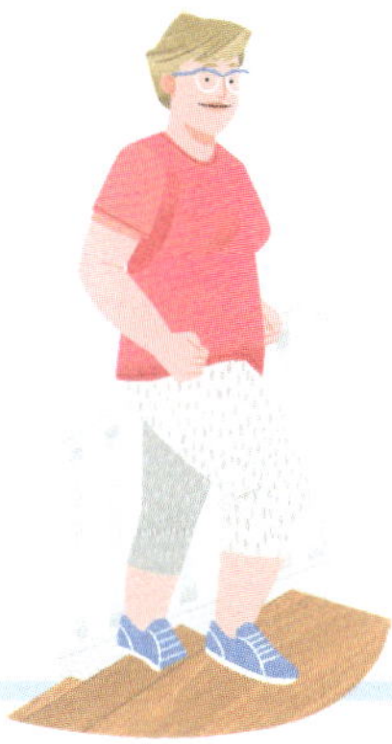

2

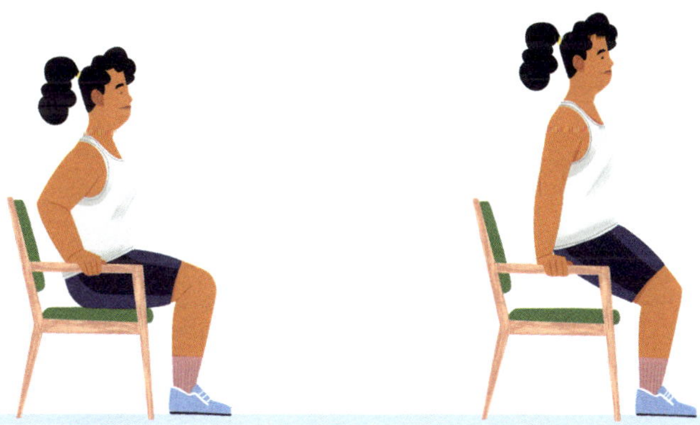

3

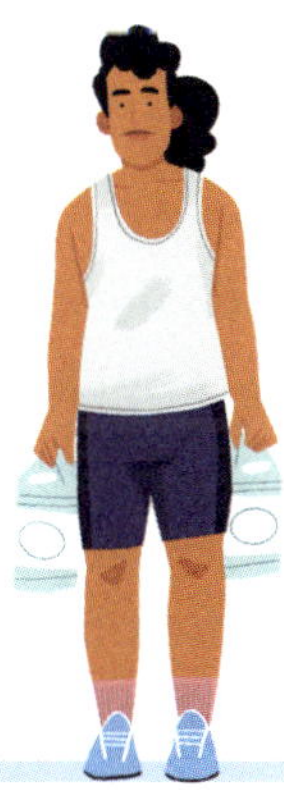

4

Geschmeidige Gelenke

Spezifischer Nutzen: Hilfe bei Beschwerden und Schmerzen, Beweglichkeit

Lassen Sie sich durch Gelenkschmerzen nicht von Ihren Lieblingsaktivitäten abhalten. Dieses Programm ist darauf ausgelegt, Ihre Gelenke zu schmieren sowie Beschwerden und Schmerzen in Hüfte und Knien zu lindern, indem es darauf abzielt, Ihren Unterkörper zu kräftigen und die Beweglichkeit Ihrer Hüfte zu verbessern. Es trägt dazu bei, die allgemeine Gelenkgesundheit zu fördern und schmerzverursachende Entzündungen zu reduzieren, indem es die Muskeln kräftigt, die Ihre Hüfte und Knie stützen.

Trainingsablauf

1. **Beinbeugen im Stehen (Seite 52):** 8 bis 12 Wiederholungen für 2 bis 3 Sätze; 30 bis 60 Sekunden Pause zwischen den Sätzen
2. **Beinstrecken im Sitzen (Seite 86):** 8 bis 12 Wiederholungen für 2 bis 3 Sätze; 30 bis 60 Sekunden Pause zwischen den Sätzen
3. **Knieheben (Seite 36):** 8 bis 12 Wiederholungen für 2 bis 3 Sätze; 30 bis 60 Sekunden Pause zwischen den Sätzen
4. **Beinheben in Seitenlage (Seite 90):** 8 bis 12 Wiederholungen für 2 bis 3 Sätze; 30 bis 60 Sekunden Pause zwischen den Sätzen

Bitte beachten

Erhöhen Sie mit zunehmender Kraft das Tempo der Wiederholungen beim Knieheben und fordern Sie Ihr Gleichgewicht heraus, indem Sie sich nicht festhalten. Achten Sie darauf, beim Beinheben in Seitenlage die Hüfte nicht einzusetzen, indem Sie Ihr Bein nicht zu hoch heben.

1
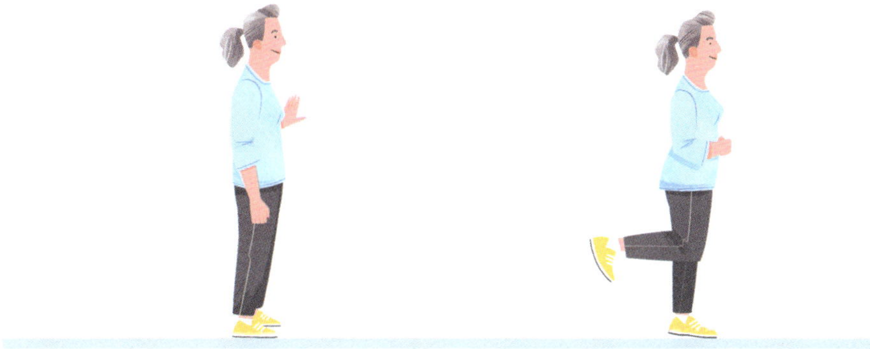

2
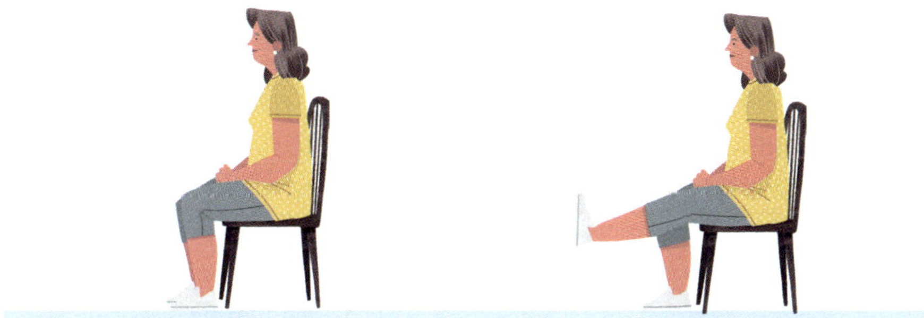

3
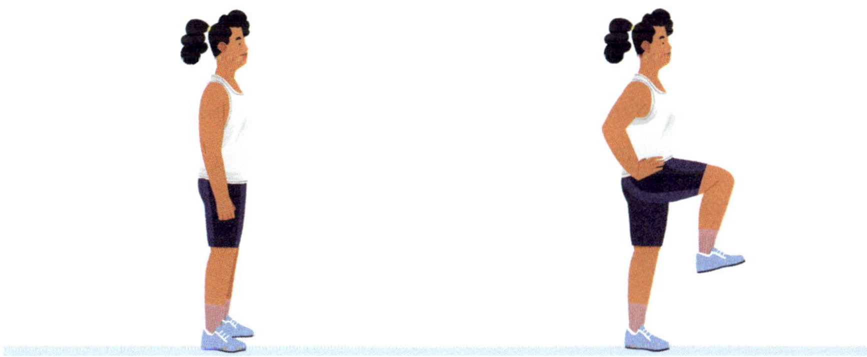

4
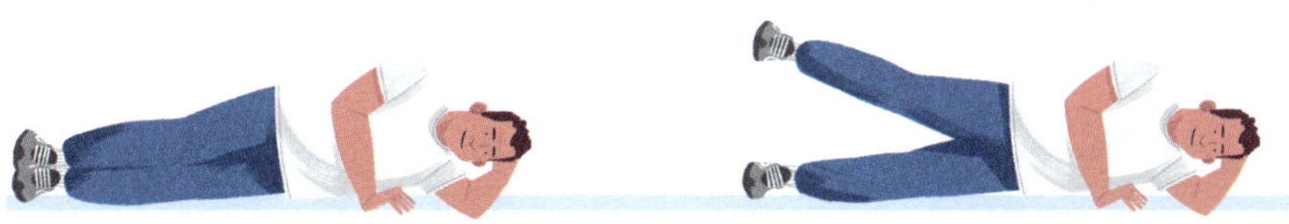

Tanzfieber

Spezifischer Nutzen: Ausdauer, Stoffwechselgesundheit

Tanzen Sie gerne? Dieses Programm wurde entwickelt, um Ihre tänzerischen Fähigkeiten zu fördern und Ihren jugendlichen Geist zu bewahren. Es konzentriert sich auf Schlüsselbereiche, die Ihnen helfen, auf der Tanzfläche zu glänzen. Durch die Einbeziehung von Übungen, die Kraft und Ausdauer der Hüfte sowie der Armmuskeln verbessern und Ihre Knöchel stärken – damit Sie leichtfüßig bleiben –, können Sie ein Leben lang tanzen.

Trainingsablauf

1. **Ausfallschritt nach hinten (Seite 42):** 8 bis 12 Wiederholungen für 2 bis 3 Sätze; 30 bis 60 Sekunden Pause zwischen den Sätzen
2. **Armkreisen (Seite 74):** 8 bis 12 Wiederholungen für 2 bis 3 Sätze; 30 bis 60 Sekunden Pause zwischen den Sätzen
3. **Fersenheben (Seite 24):** 8 bis 12 Wiederholungen für 2 bis 3 Sätze; 30 bis 60 Sekunden Pause zwischen den Sätzen
4. **Wandsitz (Seite 26):** 8 bis 12 Wiederholungen für 2 bis 3 Sätze; 30 bis 60 Sekunden Pause zwischen den Sätzen

Bitte beachten

Gehen Sie mit zunehmender Kraft zu einbeinigem Fersenheben über. An einer glatten Wand oder mit einem Gymnastikball hinter dem Rücken fällt Ihnen der Wandsitz leichter.

1

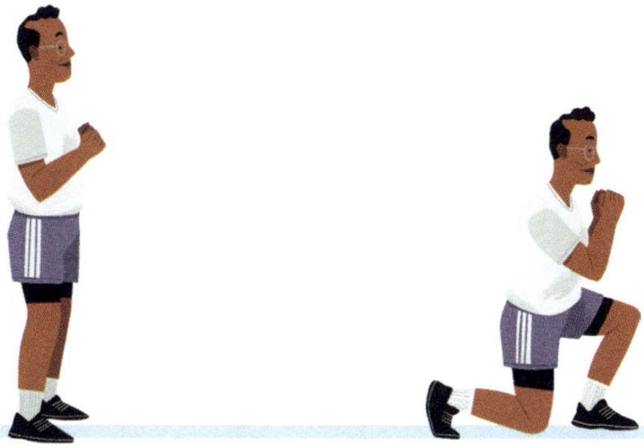

2

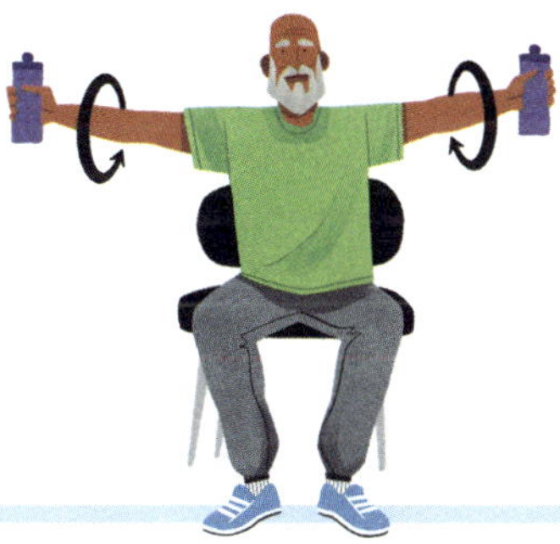

3

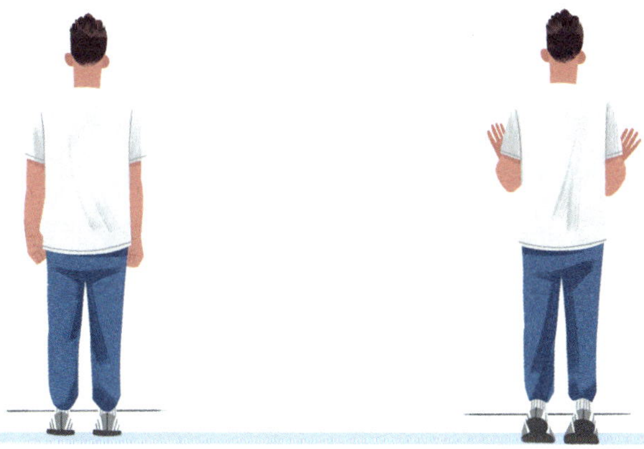

4

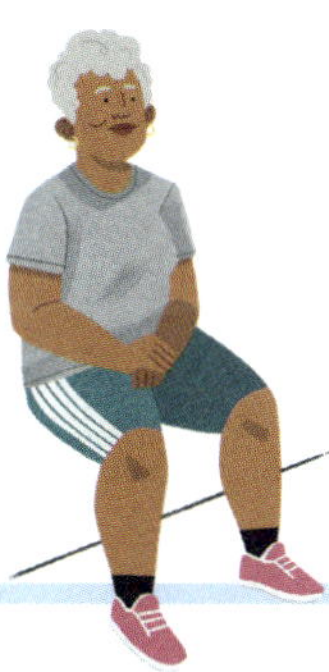

Fitness für Fortgeschrittene

Spezifischer Nutzen: Knochendichte, Ausdauer, Stoffwechselgesundheit, Muskelmasse

Mit diesem anspruchsvollen Programm steigern Sie Ihre Fitness und entfesseln Ihre Kraft – nichts für schwache Nerven. Es ist für diejenigen gedacht, die schon trainingserfahren sind und ihre Fitness auf die nächste Stufe heben möchten. Durch anspruchsvollere Übungen wie Kreuzheben und Bergsteiger bringen Sie Ihren Stoffwechsel in Schwung und fördern eine effiziente Kalorienverbrennung, um ein gesundes Gewicht zu halten.

Trainingsablauf

1. **Bergsteiger (Seite 34):** 8 bis 12 Wiederholungen für 2 bis 3 Sätze; 30 bis 60 Sekunden Pause zwischen den Sätzen
2. **Bauerngang (Seite 54):** 15 bis 20 Schritte pro Satz für 2 bis 3 Sätze; 30 bis 60 Sekunden Pause zwischen den Sätzen
3. **Kreuzheben (Seite 44):** 8 bis 12 Wiederholungen für 2 bis 3 Sätze; 30 bis 60 Sekunden Pause zwischen den Sätzen
4. **Aufsteiger (Seite 56):** 8 bis 10 Wiederholungen für 2 bis 3 Sätze; 30 bis 60 Sekunden Pause zwischen den Sätzen

Bitte beachten

Verkürzen Sie die Pausen zwischen den Sätzen, um Ihren Puls in die Höhe zu treiben und die Effektivität des Trainings zu maximieren!

1

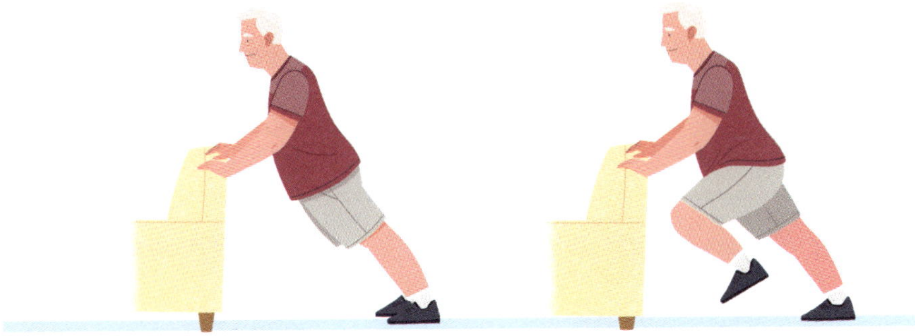

2

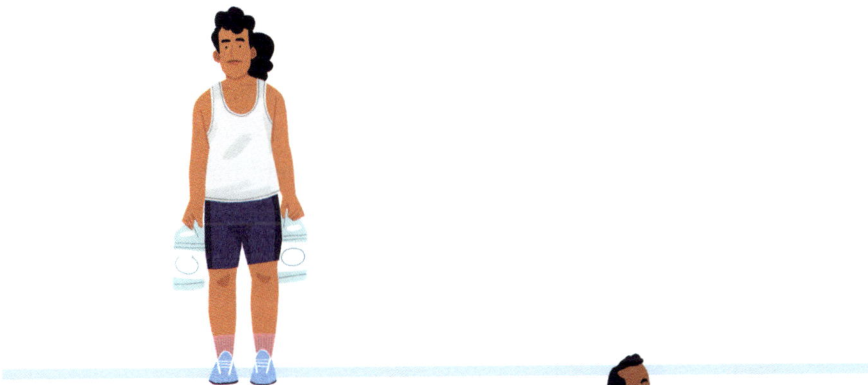

3

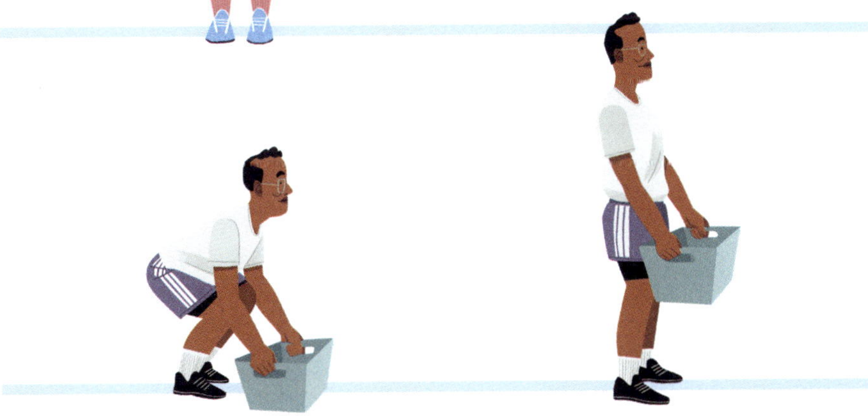

4

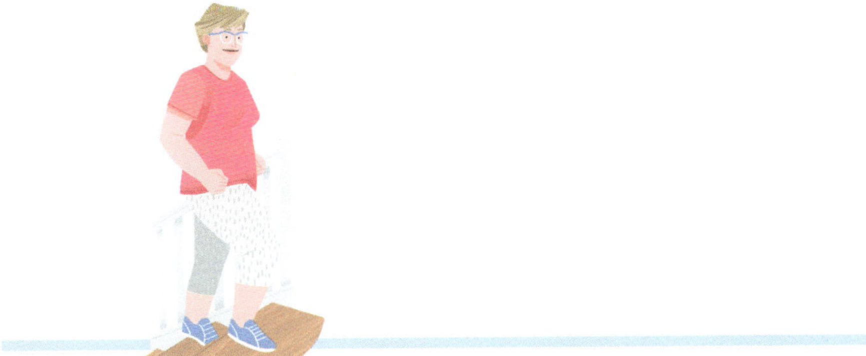

Power-Plan

Spezifischer Nutzen: Gleichgewicht, Knochendichte, Gelenkgesundheit, Beweglichkeit

Boxen, Steigen und Klettern – mit diesem fortgeschrittenen Programm können alle, die bereits trainingserfahren sind, ihre Gesundheit und Fitness weiter verbessern. Mit einer Kombination aus Kraft-, Beweglichkeits-, Muskelausdauer- und Schnelligkeitsübungen fördern Sie Ihre Stabilität und Ihr Gleichgewicht, erhöhen Ihre Knochendichte und steigern Ihre aerobe Fitness.

Trainingsablauf

1. **Power-Boxen (Seite 58):** 8 bis 10 Wiederholungen für 2 bis 3 Sätze; 30 bis 60 Sekunden Pause zwischen den Sätzen
2. **Bergsteiger (Seite 34):** 8 bis 12 Wiederholungen für 2 bis 3 Sätze; 30 bis 60 Sekunden Pause zwischen den Sätzen
3. **Kniebeugen mit Heben (Seite 20):** 6 bis 10 Wiederholungen für 2 bis 3 Sätze; 30 bis 60 Sekunden Pause zwischen den Sätzen
4. **Aufsteiger (Seite 56):** 8 bis 12 Wiederholungen für 2 bis 3 Sätze; 30 bis 60 Sekunden Pause zwischen den Sätzen

Bitte beachten

Verkürzen Sie die Pausen zwischen den Sätzen, um Ihre Kondition zu maximieren. Um Ihre Hüfte zusätzlich zu kräftigen, können Sie versuchen, bei den Aufsteigern zwei Treppenstufen auf einmal hinaufzusteigen.

1

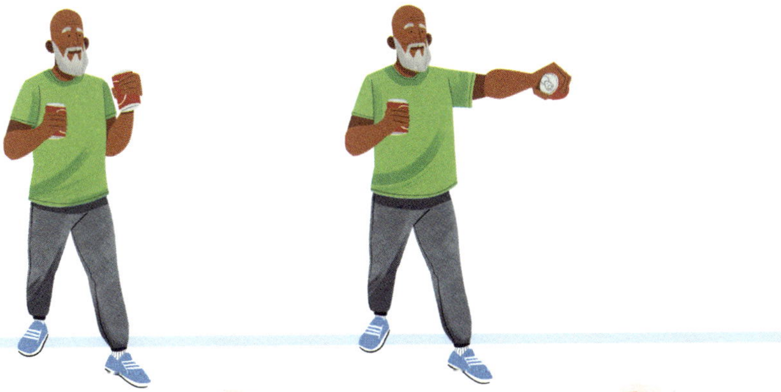

2

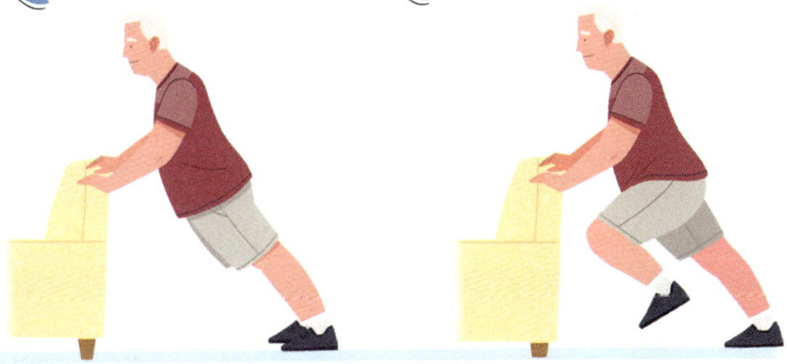

3

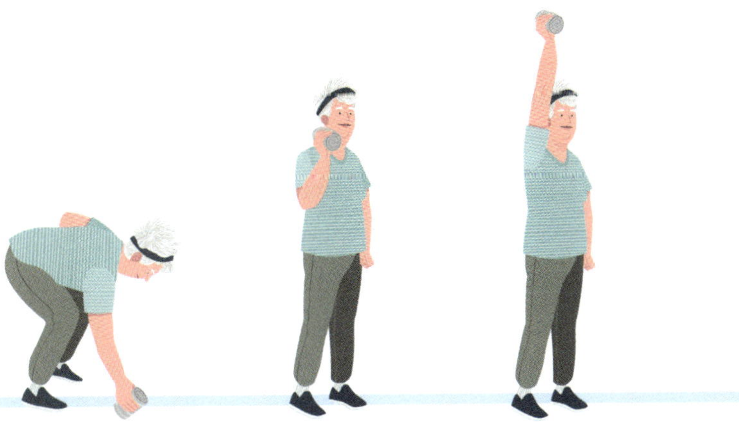

4

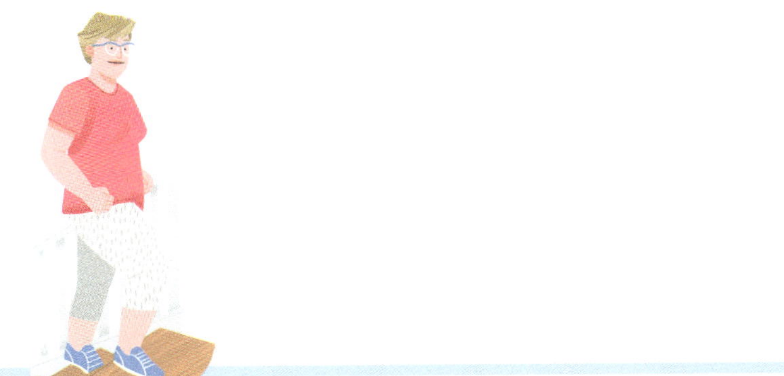

Knieschmerz-K.o.

Spezifischer Nutzen: Hilfe bei Beschwerden und Schmerzen, Gelenkgesundheit, Beweglichkeit

Knieschmerzen können Aktivitäten des täglichen Lebens, wie Gehen und Treppensteigen, erschweren und schmerzhaft machen, was zu einem Verlust an Unabhängigkeit und Funktionsfähigkeit führt. Die Übungen lindern Knieschmerzen und verbessern die Kraft und Funktion Ihrer Knie. Knieschmerzen entstehen oft durch schwache Hüft- und Unterschenkelmuskeln. Dieses Programm stärkt gezielt Ihre Hüfte und Unterschenkel mit einer Kombination aus funktionellen Übungen wie Kniebeugen und isolierten Muskelkräftigungsübungen wie Beinheben in Seitenlage.

Trainingsablauf

1. **Storch (Seite 22):** Pro Satz 10 bis 15 Sekunden lang halten für 2 bis 3 Sätze; 30 bis 60 Sekunden Pause zwischen den Sätzen
2. **Muschel (Seite 92):** 8 bis 12 Wiederholungen für 2 bis 3 Sätze; 30 bis 60 Sekunden Pause zwischen den Sätzen
3. **Kniebeugen (Seite 18):** 8 bis 12 Wiederholungen für 2 bis 3 Sätze; 30 bis 60 Sekunden Pause zwischen den Sätzen
4. **Beinheben in Seitenlage (Seite 90):** 8 bis 12 Wiederholungen für 2 bis 3 Sätze; 30 bis 60 Sekunden Pause zwischen den Sätzen

Bitte beachten

Beanspruchen Sie Ihre Hüfte und Ihren Rumpf maximal, indem Sie bei der Storch-Übung so stark wie möglich drücken und mit zunehmender Kraft die Haltezeiten verlängern. Setzen Sie beim Beinheben in Seitenlage nur ein Bein ein, um Ihre Kraft auf die Probe zu stellen.

1

2

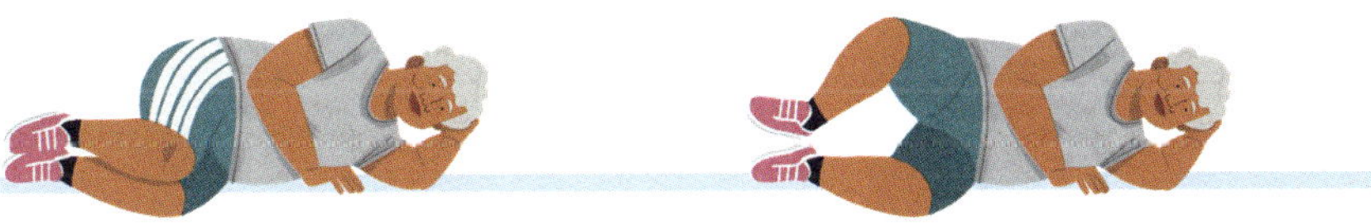

3

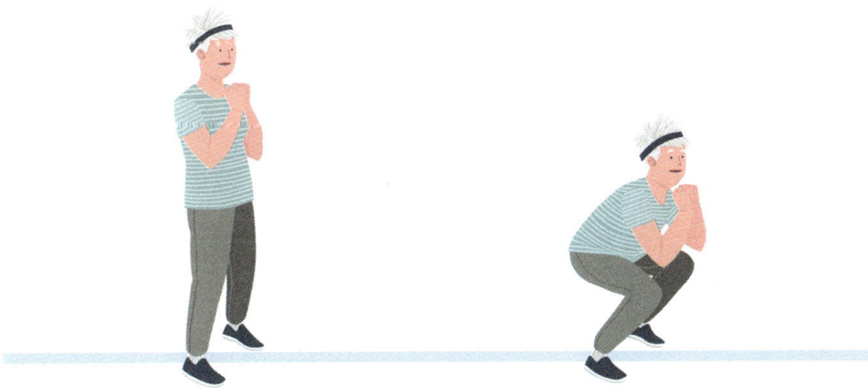

4

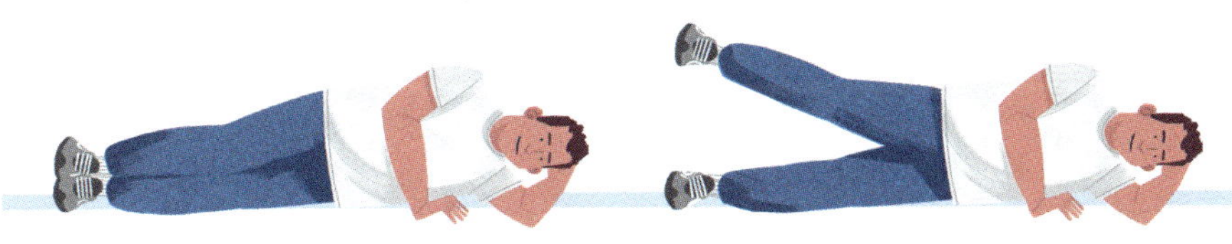

Anhang

QUELLENVERZEICHNIS

Brown, Lee E.; Ferrigno, Vance A. (2015): *Training for Speed, Agility, and Quickness*. Champaign, IL: Human Kinetics

Reid, Kieran F.; Martin, Kimberly I.; Doros, Gheorghe; Clark, David J.; Hau, Cynthia; Patten, Carolynn; Phillips, Edward M. et al: »Comparative Effects of Light or Heavy Resistance Power Training for Improving Lower Extremity Power and Physical Performance in Mobility-Limited Older Adults«. *The Journals of Gerontology* 70 (3). S. 372–378. doi:10.1093/gerona/glu156

Rippetoe, Mark; Baker, Andy; Bradford, Stephani Elizabeth (2017): *Practical Programming for Strength Training.* Wichita Falls, TX: The Aasgaard Company

Rippetoe, Mark; Bradford, Stephani Elizabeth (2015): *Starting Strength: Einführung ins Langhanteltraining.* München: riva

Rowe, John W., MD; Kahn, Robert L., PhD. (1998): *Successful Aging.* New York: Pantheon Books

Waehner, Paige (2020): *Strength Training for Seniors: Increase Your Balance, Stability, and Stamina to Rewind the Aging Process*. New York: Skyhorse Publishing

ÜBUNGSREGISTER

WORKOUTREGISTER

SACHREGISTER

R

S

T

Ü

V

W

ÜBER DEN AUTOR

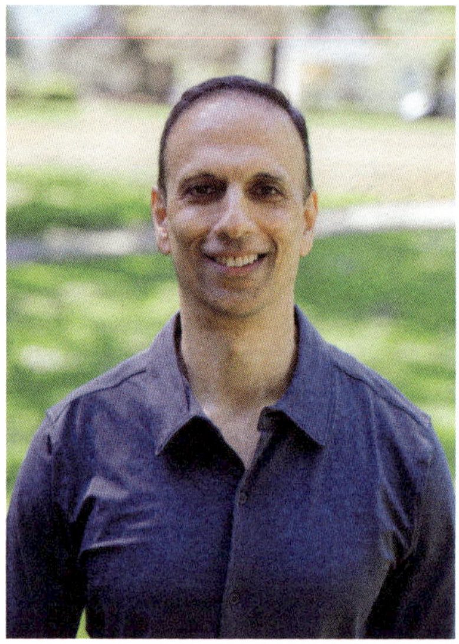

Ed Deboo ist Physiotherapeut mit über 29 Jahren klinischer Erfahrung. Er ist Mitinhaber von Integrative Physical Therapy in Bellingham, Washington. Ed hat einen Abschluss in Sportwissenschaft von der Western Washington University und einen Master of Science in Physiotherapie der Des Moines University.

Ed ist außerdem ein Level-1-geprüfter Sporttrainer und von BoneFit USA zertifiziert, um mit Patienten mit geringer Knochendichte zu arbeiten. Mit seiner Leidenschaft für Gesundheit und Fitness gibt er auf seinem Youtube-Kanal *Front Row with Ed and Elizabeth* Tipps zu Training und Selbstpflege.

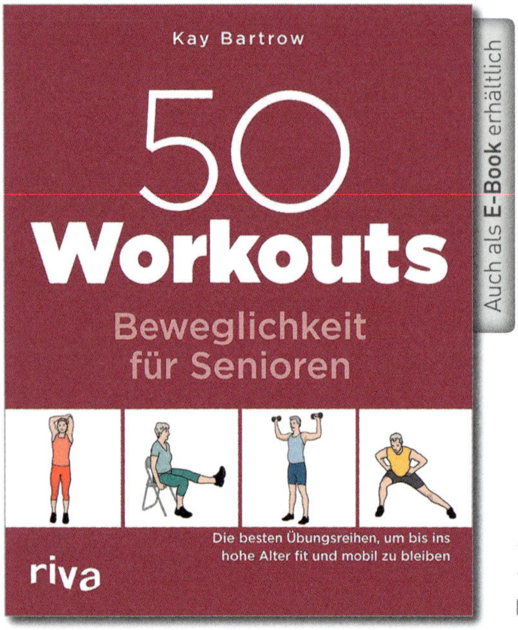

144 Seiten
12,00 € (D) | 12,40 € (A)
ISBN 978-3-7423-2531-0

Kay Bartrow

50 Workouts – Beweglichkeit für Senioren

Die besten Übungen, um bis ins hohe Alter fit und mobil zu bleiben

Mehr als 30 Millionen Deutsche zählen 60 Jahre oder mehr. Mit steigendem Alter wird das Risiko, sich bei alltäglichen Bewegungen zu verletzen, größer, da Flexibilität und Muskelmasse abnehmen. Diese 50 neuen Workouts wirken dieser Entwicklung entgegen und helfen dabei, fit, gesund und mobil zu bleiben. Von Stretchingroutinen, die Verspannungen in Nacken, Rücken und Schultern lösen, über Workouts mit dem eigenen Körpergewicht bis hin zu Übungen mit leichten Gewichten, die die Gelenke, Bänder und Muskeln sanft und nachhaltig stärken – die kurzen Trainingseinheiten nehmen kaum Zeit in Anspruch und eignen sich für jedes Fitnesslevel. So können Beweglichkeit, Balance und Haltung verbessert, Gelenkschmerzen gelindert und das Herz-Kreislauf-System gefördert werden – für Gesundheit und Lebensqualität bis ins hohe Alter.

riva

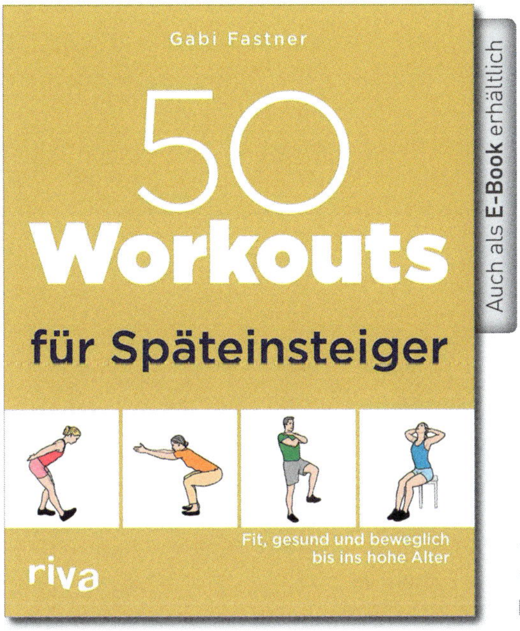

144 Seiten
12,00 € (D) | 12,40 € (A)
ISBN 978-3-7423-1992-0

Gabi Fastner

50 Workouts für Späteinsteiger

Fit, gesund und beweglich bis ins hohe Alter

Mit dem Alter nehmen Muskelmasse, Beweglichkeit und Koordination ab. Doch mit gezieltem Training kann diesem Prozess entgegengewirkt werden, denn für Fitness ist es nie zu spät! Studien belegen sogar, dass in jedem Alter Muskelaufbau möglich ist. Die Gymnastiklehrerin und Tele-Gym-TrainerIn Gabi Fastner stellt die 50 besten Übungsreihen vor, um Kraft aufzubauen, Koordination und Ausdauer zu fördern und Muskelverspannungen zu lösen. Dadurch wird nicht nur die Beweglichkeit verbessert und das Herz-Kreislauf-System unterstützt, sondern auch typischen Schmerzen in Rücken und Gelenken vorgebeugt. Mit den ausführlich beschriebenen Übungen und den klar bebilderten Workouts gelingt der Einstieg ganz einfach. So werden auch Späteinsteiger fitter, gesünder und fühlen sich jünger.

riva